물은

자연백신

지은이 | 이병걸

펴낸이 | 이재욱

펴낸곳 | (주)새로운사람들

초판 인쇄 | 2024년 10월 17일

초판 발행 | 2024년 10월 24일

디자인 | 나비 010.8976.8065

주소 | 서울 도봉구 덕릉로 54가길 25(창동 557-85, 우 01473)

전화 | 02)2237-3301, 02)2237-3316

팩스 | 02)2237-3389

이메일 | seekook@naver.com

ISBN 978-89-8120-666-6 (03510)

@이병걸, 2024

새로운사람들 | 등록일 1994년 10월 27일 등록번호 제2-1825호

책값은 뒤표지에 씌어 있습니다.

물은

이병걸 지음

자연백신

새로운사람들

●

물의 가치와
힘으로 실현하는
웰니스의 신세계를
위하여

● 한국 전래의 의학에서는 식약동원(食藥同源) 이라고 하여 식이요법을 중시했고, 서양 의학의 아버지로 일컬어지는 히포크라테스 역시 질병의 예방과 치료에 있어 음식의 중요성을 강조 했다. 동서고금의 의견이 이구동성으로 음식을 강조하거니와 저자는 여기서 한 걸음 더 나아가 콕 집어서 '물'이야말로 생명을 가진 세상 만물이 건강하게 살아가는 원동력 중의 원동력임을 밝히고자 한다.

물이 건강을 유지하고 질병을 치유하는 데 도움이 된다는 사실을 저자는 책을 통해 실마리를 찾은 다음, 자신의 연구와 체험을 통해 깨 달았다. 스스로 물을 만들어 음용(飮用)한 결과, 오랫동안 약으로만 버 텨왔던 위장의 질환이 사라지는 놀라운 경험을 할 수 있었기 때문이다.

물을 마셔서 위장의 묵은 질환을 씻은 듯이 치유한 일을 계기로, 남 들이 부러워하던 직장을 그만두고 물을 이용해 사람들의 지병을 다루는 새로운 길을 걷기 시작했다. 그 과정에서 놀라운 결과들을 목격했고, 30 여 년의 경험에서 추려『물은 자연 백신』이라는 책을 출간하게 되었다.

사람들에게 물을 공급하기 시작할 때 저자는 무턱대고 좋으니까 마시라는 식이 아니라 마시는 사람 자신이 물을 마시면서 매일, 또 주간 단위로 자기 몸 상태를 점검하여 체계적으로 기록하도록 하여 변화하는 과정과 결과를 일일이 확인했다. 이를 통해 자신감을 얻은 저자는 기능성 정수 장치에 대한 특허 출원과 함께, 국내는 물론 세계 곳곳에 이를 알리고 전파하며 30년이라는 세월이 흘렀다.

물이 건강을 유지하는 지름길일 뿐 아니라 질병을 치료할 수 있다는 사실이 저자에게는 너무나 놀라웠다. 따라서 이를 세상에 알려 사람들이 널리 이용할 수 있도록 해야 한다는 사명감을 가지게 되었다. ㈜대명바이오를 설립하게 된 배경이다.

㈜대명바이오는 캄보디아의 에이즈, 앙골라의 말라리아, 베트남의 고엽제, 미국의 젖소 유방염, 한국의 한센병과 최근 들어 전 세계를 강타한 코로나바이러스 등 다양한 질병과 인류의 건강 문제에 대해 '물'이라는 화두로 접근해 왔다.

그리고 자명한 결론에 이르기도 했다. 어떤 국가든 GDP 대비 의료비 지출이 국가 경제의 흥망을 좌우할 만큼 큰 영향을 미칠 수 있다는 점과, '물'에 초점을 맞춘 건전한 생활 습관으로 질병을 개선하고 예방한다면 국가와 개인의 경제적 향상뿐만 아니라 삶의 질 또한 개선될 수 있다는 점을 확신하게 되었다.

이러한 생각을 바탕으로 저자는 K-의료의 중심 대한민국에 대규모 수치료 의료 관광단지를 조성하는 계획을 추진하며, 이 사업과 발맞추어 '웰니스(Wellness)'의 신세계가 펼쳐지기를 염원하고 있다. 아울러 이제는 국가나 지방자치단체가 이런 건강 복지사업에 관심을 기울이고 적극 협조해야 한다는 당위의 희망 사항을 피력해 본다.

나라를 살리는 물, 국민을 살리는 물이 인류의 생명을 살리는 미래로 나아가기를 바라며, 『물은 자연 백신』을 읽는 독자 여러분과 함께 이러한 비전을 공감하고 공유하고자 한다.

생명과 진실

그리고

물의 과학

생명별
지구와
인간

인간이 우주 가운데 가장 위대한 존재라는 사실을 부인할 사람이 있을까? 인간의 존재에 대해 '가장 위대한'이라고 수식할 수 있는 이유 중에서 첫손가락에 꼽아야 할 부분은 바로 '생명(生命)'이다. 우주의 생명체 가운데서도 가장 위대하고 특별하다고 하여 인간은 '만물의 영장(靈長)'으로 일컬어지는 것이다.

우주에는 바닷가 모래밭의 모래알보다도 더 많은 별이 있다고 하지만, 지금까지 알려진 바로 생명체가 살고 있는 별은 지구가 유일하다. 우주에서 유일한 생명별인 지구(地球)와 만물의 영장으로 꼽히는 인간(人間)의 가장 확실한 공통부분은 생명(生命)이라고 할 수 있다.

물은 이러한 생명과 불가분의 관계다. 인간은 물론 삼라만상의 생존에 가장 필요한 요소로 물과 산소와 햇빛을 꼽는다. 산소가 없으면 몇 분밖에 살 수 없고, 물이 없으면 겨우 며칠을 버틸 수 있을 뿐이다. 그래서 물을 생명의 근원이라고 한다.

지구와 인간은 놀라운 공통점도 가지고 있다. 지구별의 바다와 육지 분포 비율은 대략 7대 3으로 물이 지표면의 70% 정도를 차지한다.

생명과 진실, 그리고 물의 과학

인체도 대략 70% 정도가 물이다. '생명 현상'의 특징과 일맥상통하는 공통부분이 아닐까?

인간은 몸속의 물이 1~2%만 부족해도 심한 갈증과 괴로움에 시달리고, 5%가 부족하면 반혼수 상태에 빠지며, 12~13%의 탈수 상태에서는 생명을 잃는다고 한다. 음식을 먹지 않고는 4~6주 정도 생존이 가능하지만, 물을 마시지 않으면 신진대사가 이루어지지 않아 채 한 주일도 버티지 못한다. 지구별 역시 7대 3의 황금비율에서 벗어난 물 부족으로 인한 기후환경의 재난을 얼마든지 목격할 수 있다.

성인의 경우 인체는 4.5리터 정도의 물을 지니고 있으며, 이중 대략 2.75리터 정도의 물은 날마다 교체된다고 한다. 대략 1.5리터는 음용수로, 1리터는 음식물을 통해, 0.25리터는 다른 식품이나 신진대사를 거쳐 공급된다고 한다.

옛날 조상들은 자연 상태로 흐르는 물을 마음 놓고 마실 수 있었지만, 자연환경이 변화하고 생활 수준이 높아지면서 물을 점점 관리하며 마시게 되었다. 대표적으로는 우물과 수돗물이 그렇고, 최근에는 암반수, 심층수 등의 생수들과 각종 음료수까지 돈을 주고 물을 사 마시는 시대가 되었다. 문제는 돈을 주고 사 마시더라도 과연 인간의 생존에 적합하고 생명 현상을 담보하는 물을 마실 수 있느냐 하는 것이다.

실제로 바닷물은 인간이나 동식물의 생존이나 성장은 물론 일상생활에서도 직접 이용할 수 없으므로 인간이 사용하는 물은 육상(陸上)에서 채취한 물이나 해수 처리 등 특별한 공정을 거친 물이라야 한다. 따라서 지구촌은 점점 물 부족 사태에 직면하고 있다. 심지어 유엔에서는 우리나라에 대해서도 '물 부족 국가'라고 경고한다. 이제 우리

나라도 물을 생존필수품이자 생활필수품이라 생각하고 국민건강을 위한 국가 차원의 대책을 마련해야 할 때가 되었다고 하겠다.

　일상의 생활용수도 생활용수려니와 무엇보다도 생명과 직결되는 건강(健康)의 관점에서 물은 이제 필수 불가결의 요소가 되었으며, 음용수(飮用水)의 복음(福音)이라고 할 만한 음(-)이온의 '니나 블루골드'는 얼마든지 훌륭한 대안이 될 수 있다.

물과 생존 그리고 인류 문명

물이 삼라만상의 생명과 직결된 가장 기본적인 요소라는 사실을 살펴보았다. 생명의 지속 가능성이 생존이고, 인류의 생존이 집적(集積)될 때 문명이라고 한다. 지금까지 인류의 조상들이 살아온 유적들의 발굴을 통해 알려진 문명의 발상지가 모두 강(江)을 끼고 있다는 사실은 결코 우연이 아니다.

우리가 잘 알고 있는 고대 인류 문명의 발상지 네 곳은 기원전 3,000년경의 황하(黃河) 유역, 기원전 3,000~2,500년경의 인더스강 유역, 기원전 3,000년경의 나일강 유역과 티그리스 유프라테스강 유역이다. 고대 문명 발상지의 가장 중요한 공통 분모는 무엇보다도 큰 강을 끼고 있다는 점이며, 중심이 되는 강의 이름을 붙인 문명으로 일컫고 있다.

큰 강의 유역에서는 생존의 기본조건인 물을 손쉽게 공급받을 수 있을 뿐 아니라 기후가 온화하고 토지가 비옥(肥沃)하여 정주(定住)를 통해 문명을 축적할 수 있는 여건이 만들어졌다. 다른 관점에서 살펴보면 인류가 생명과 직결되는 식수(食水)와 생활용수를 얻기 쉬운 곳에 주거지(住居地)를 정했고, 물이 풍부한 주거지 근처에서는 수렵의 대상인 동물이나 채취의 대상인 초목도 쉽게 만날 수 있었다고 하겠다.

물과 생존의 상관관계에 바탕을 둔 의식으로 보이지만, 예로부터 시리아의 아스타르테, 바빌로니아의 이슈타르, 페르시아의 아나히타 등 고대의 제국에서 농경(農耕) 또는 관개(灌漑)의 수호신으로 숭배받았던 수신(水神)은 다산(多産)과 풍요(豊饒)를 기원하는 신앙의 대상이었다.

물을 신성시하던 의식은 그리스도교의 세례(洗禮), 불교의 관정(灌頂), 힌두교의 갠지스강 숭배 등 오늘날의 종교에까지 흔적이 남아 있다.

물은 인간의 생존과 직결되는 음용(飮用)의 기능은 물론이거니와 농경을 위한 관개, 도시의 생활용수, 해상과 하천의 교통로, 물을 공급받을 수 있는 오아시스를 연결한 실크로드 등 인류 문명의 발전과 불가분의 관계를 맺고 있으며, 오늘날의 발전(發電)으로까지 이어진다. 이처럼 인류 문명의 발상(發祥)과 맥을 같이하면서 문명의 발전과 전파에서도 빼놓을 수 없는 역할을 했던 물을 이용하고 관리해 온 것이 인간의 역사라고 해도 지나친 말은 아닐 성싶다.

『택리지』를 쓴 이중환은 집터를 잡을 때의 4가지 조건으로 지리(地理, 풍수), 생리(生利), 인심, 산수(山水)를 꼽으며 하나라도 모자라면 살기 좋은 땅이 아니라고 했는데, 『택리지』에서는 물에 대해 이렇게 말한다.

"무릇 물이 없는 땅은 자연히 사람 살 곳이 못 된다. 산은 반드시 물과 짝한 다음이라야 비로소 그 생성의 도를 다할 수 있다. 그러나 물은 흘러들고 흘러 나감이 반드시 지리에 합당해야만 강산의 정기를 모아 배태하는 길함을 이룬다."

물에 관한 이야기라면 노자(老子)의 한 말씀도 빼놓을 수 없다. 도가(道家)의 철학이 집약된 '상선약수(上善若水) 수선리만물이부쟁

(水善利萬物而不爭) 처중인지소악(處中人之所惡) 고기어도(故幾於
道)'라는 말이다.

　"선(善) 가운데 최고의 선은 물과 같다. 물은 만물을 자라게 하지만,
다투려고 하지 않는다. 사람들이 비천하고 더럽다고 하여 싫어하는 곳
에 머무르기를 마다하지 않으니, 이것이 바로 도(道)가 아니겠는가?"

　물의 중요성을 강조하고 물에 대해 찬사를 늘어놓는 경우는 비단 동
양의 사고방식에만 국한되지 않는다. 의사들이 자격을 얻어 진료를 시
작할 때 '히포크라테스 선서'를 할 만큼 의학의 아버지로 칭송받는 그리
스의 의학자 히포크라테스 역시 물에 관한 이론이라면 빠지지 않는다.

　히포크라테스는 치유사원(治癒寺院)에서 수행했음에도 질병(疾
病)이 신의 저주가 아니라 공기, 물, 장소에 따른 복합적 자연 현상의
일부라 여겼고, 인간의 생리나 병리를 체액론에 근거하여 설명했으
며, "병을 낫게 하는 것은 자연이다."라는 주장을 치료 원칙의 기초로
삼았다. 그는 특히 인간이 정액이나 자궁의 체액에서 탄생하고 자라
나는 점을 근거로 액체가 생명의 근원이라 여겼으며, 혈액(blood), 담
즙(bile), 점액(phlegm), 그리고 물(water, 나중에 흑담즙 언급)의 4가
지 체액으로 인간의 병리를 설명하려 하였다.

생명수 개발의
신념과 체험

● 물이 생명체의 생존과 불가분의 관계라는 사실은 재론할 필요가 없다. 그렇더라도 개개인이 자신의 생존은 물론 건강과 직결되는 물을 어떻게 공급받아 음용(飮用)할 것인가 하는 문제는 여전히 심사숙고해야 할 숙제가 아닐 수 없다.

여기서 특별히 음용(飮用)할 물에 대해 거론하는 까닭은 가장 중요한 물의 기능이면서도 가장 소홀하거나 무관심하게 방치되는 형편이기 때문이다. 이것은 물과 건강의 상관관계에 대한 전문성의 결여 등 관심이 부족한 탓도 크다고 하겠다.

지구촌 전체의 물 부족 현상을 경고하는 가운데서도 정부와 지방자치단체가 농업과 공업 등 산업용수와 식수 및 생활용수의 공급을 위해 나름대로 노력을 기울이고 있으며, 대체로 사회의 기본단위인 가정에 물을 공급하는 단계까지는 이루어지고 있다.

그럼에도 음용수(飮用水)에 대한 가족 단위의 지침이나 개인별 기준은 마련하지 못한 상태라고 하겠다. 사실 이 부분은 외부에 의존할 사항이 아니라 가족 단위로, 또는 개인별로 관심을 가지고 반드시

마련해야 할 지침이라고 생각한다.

저자가 나름대로 '내 몸에 맞는 물 처방전'을 마련하기로 결심하고 생명수를 개발하게 된 배경과 개발 과정의 체험을 독자 여러분과 공유하고자 한다.

저자는 어릴 적부터 위(胃)와 장(腸) 기능이 좋지 않아 평소 만성적인 소화불량과 더불어 정상적인 배변이 어려웠다. 서른두 살 때인 1983년에는 사우디아라비아 국제공항에서 근무했는데, 병원에서 처방받은 선진국의 약제(藥劑) 봉지가 호주머니에서 떨어질 날이 없었다. 그리고 날마다 약을 밥 먹듯이 복용해도 위와 장의 상태는 별다른 차도가 없었다. 또 신경 써서 음식을 챙겨 먹어도 몸에 살이 붙기는커녕 왜소하고 허전한 느낌만 들었다.

한국으로 귀국해서는 복지와 급여가 최상위라 남들이 부러워하는 석유화학 회사에 입사했다. 평생직장이라는 생각으로 근무하면서도 여전히 위와 장에 필요한 약을 달고 살기는 마찬가지였다.

물에 관한 책을 만나다

그러다 1993년에 물에 관한 책을 접하게 되었다.

'물이 건강에 도움을 줄 수 있다.'라는, 지금 생각해 보면 너무나 당연한 문구를 보고 마시는 물에 처음으로 남다른 관심을 가지게 되었다.

1990년대만 해도 가정에서는 대부분 수돗물이나 우물물, 그리고 산과 땅속에서 흘러나오는 지하수를 끓여서 마셨다. 그런데 물 공부를 해 보니, 가장 인상 깊게 머리에 새겨지는 부분이 '물도 생명'이라는 사실이었다.

물이 생명이라는 사실을 깨닫게 되었던 또 다른 사건도 직접 체험

했다. 끓인 물을 식힌 다음 1주일 동안 연속으로 집에서 키우는 화초에 주었더니 화초가 죽어 버렸다. 그런데 끓이지 않은 물은 한 달을 계속 주어도 화초가 죽지 않았다. 수족관의 물고기도 마찬가지였다. 끓인 물을 식혀서 채운 수족관에 물고기를 넣었더니 1시간 만에 죽었고, 끓이지 않은 물에서는 계속 살아있었다.

무슨 설명이 더 필요하랴. 이런 깜짝 놀랄 사실을 직접 확인하니 정말 '물이 생명'이라는 점을 분명하게 깨달을 수 있었다.

지금은 한국 사람도 병에 담은 생수를 많이 마신다.

1980년대에는 맥반석을 활용한 등나무 정수기가 있었고, 역삼투압 정수기가 나와서 학교, 관공서, 사무실과 가정에 많이 공급되었다. 등나무 정수기는 자연수를 음용(飮用)하긴 했으나 맥반석 특성상 중금속과 세균이 노출되었고, 역삼투압 정수기는 미네랄이 하나도 없는 물이라 생명을 잃었다는 사실을 알게 되었다.

'세균도 없애고 미네랄도 풍부한 물을 만들어서 마셔보면 어떨까?'

저자는 이런 취지로, 인간이 자연에서 태어났듯이 자연수를 생명수로 만들어 보자고 결심했다. 빗물은 미네랄이 없는 미완성 상태의 물이므로 미네랄이 풍부한 지하 암반수 또는 수돗물을 활용하기로 했다.

자연수를 생명수로 만들어 보자는 의지로 자연의 원리를 응용한 기능성 정수장치를 창안하고 수돗물을 기능성 음용수(飮用水)로 변화시킨 다음 하루 2리터 정도 마셨다. 물을 마시기 시작한 첫날부터 저자의 몸에 일어나는 변화를 꼼꼼하게 기록한 것은 두말할 나위도 없다.

음용(飮用) 1개월 남짓!

몸이 물을 알고 반긴다는 사실이 느껴졌다. 우선 25년간 남모르게 달고 살던 약을 끊어도 위장이 편안해졌다. 소화도, 배변도 신기할 정도로 좋아져 몸이 거뜬하게 해방된 기분이었고 기분 좋게 살도 붙었다.

저자가 창안한 기능성 정수장치로 만든 물을 말들이 물통에 담아 형제와 친척들, 그리고 이웃들에게도 나누어주었다. 특별한 지병은 없었던지라 다들 이구동성으로 '소화가 잘된다.' '금방 배가 고프다.' '식욕이 좋아졌다.', '피로감이 많이 줄었다.'라고 소감을 밝히며 좋아했다.

물의 기적을 확신하다

물의 기적! 저자는 확신할 수 있었다.

물이 건강을 좌우한다는 사실을 직접 확인한 셈이었다. 저자가 창안한 정수장치로 만든 물을 계속 음용(飮用)했더니 피부는 윤이 날 정도로 좋아지고 얼굴도 밝아졌다. '얼굴이 건강의 거울이다.'라는 말을 비로소 실감했다.

건강에 자신감이 생기자, 저자처럼 만성 질환에 시달리는 사람들에게 도움을 줄 수 있겠다는 생각도 더해졌다. 1996년, 석유화학 회사에 재직 중일 때로 울산에 자그마한 회사를 만들어 창업(創業)했다. 당연히 창업한 회사는 일과가 끝난 후부터 시간 나는 대로 부업 삼아 일을 봤다.

창업한 후 우선은 건강한 물의 효능을 많은 사람이 직접 체험할 수 있도록 저자가 창안한 정수기로 만든 물을 무상으로 배달해 주었다. 창업 초창기에 배달해 준 물을 1~3개월 마셨던 50여 명의 반응을 꼼꼼히 챙겨 수집했다.

"보통의 물과는 달리 물이 맛있네요."

"마실 때 거부감이나 포만감이 없어요."

"소화가 잘되고, 대소변이 편하며, 몸과 마음이 두루 편안해요."

물은 자연백신

특히 당뇨와 고혈압의 수치가 현저하게 떨어지고, 당뇨 합병증이 없었다는 후기가 눈에 띄었다. 불면증과 우울증이 좋아지고, 머리가 맑아진다는 기록도 있었다. 관심을 가지고 마셨던 분들의 공통적인 반응은 가히 호평(好評) 일색이었고, 이구동성의 반응이 나타났다.

다른 물은 우선 마시기가 쉽지 않은데, '니나 수'는 목에서 잘 넘어가 마음껏 마실 수 있다는 것, 특별한 점은 몸이 스스로 갈증을 느껴 물을 찾는 상태로 만들어 주니까 저절로 마실 수 있게 된다는 것이었다. 작은 페트병에 '니나 수'를 담아 외출할 때는 꼭 휴대하고 다닌다는 사람도 있었다. '니나 수'를 마시는 사람들이 점점 늘어나면서 하루 평균 20여 명이 사무실로 방문하여 저자와 상담을 하기에 이르렀다.

'니나 수'와 인연을 맺는 분들이 많아질수록 기록이 중요하다고 생각되었다. 한 사람당 1주일에 20리터(1말)의 물을 주면서 꼬박꼬박 후기(後記)를 쓰라고 권했다. 보유 질병을 확인하고, 약물 복용 여부와 함께 음용(飲用) 후의 몸의 변화 상태를 매일 기록하도록 하였다. 의사가 환자를 치유하는 마음으로, 저자가 '니나 수'로 건강을 얻은 만족감을 전하려는 마음으로 3년 동안 꾸준하게 '니나 수'를 공급했다. 그야말로 급수공덕(汲水功德)이라고 해도 지나친 말은 아닐 성싶다.

'니나 수'를 마시는 분들도 건강해져서 스스로 놀라고, '니나 수'를 공급하는 저자도 건강해졌다는 말에 수시로 놀라면서 큰 보람과 함께 '니나 수'에 대한 굳건한 믿음도 가졌다. 지금도 여전히 '니나 블루골드'를 마시는 분들에게 후기를 쓰라고 권한다. 물에 대한 평판도 평판이려니와 물을 마시는 사람 자신의 건강을 스스로 확인하는 과정이기도 하기 때문이다. 저자는 비로소 용기와 자신감이 넘쳤다.

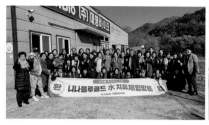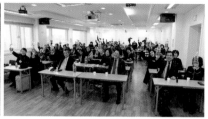

30년 동안 물을 통해 죽어가는 생명을 살린다는 울산시 울주군 영남알프스에 위치한
주식회사 대명바이오 니나수 생명과학 회사에 서울 시민 단체 방문 (2023년 11월)

'대명바이오'와 '니나 블루골드'

마흔다섯 살의 나이에 남들이 부러워하는 직장인 석유화학 회사를 사
퇴했다. 그리고 '니나 수'를 공급하는 '대명 바이오'에만 전념하게 되
었다. 그리고 먼저 저자의 창안으로 개발했던 바이오 기능수(機能水)
정수기를 만들었다.

　음(-)이온의 '니나 수' 가치를 널리 알리고자 기능성 정수장치의 특
허 출원 후 정수기 생산과 유통을 전문으로 하는 한국 최고의 N사에 공
급하였다. 아울러 저자는 물의 진실과 가치를 알리기 위해 전국으로 강
의를 다녔다. N사의 유통망과 연결된 사업자들과 수십만의 이용자들
이 '니나 수'를 마셔본 후의 건강 상태를 체험하고 전국 방방곡곡에서
센세이션이 일어나 '니나 수'의 가치가 널리 알려지기 시작했다.

　'니나 수'를 1~2개월 마시고 건강이 획기적으로 개선되었거나 각
종 질병의 치유 효과를 체험한 사람들이 정수기를 앞다투어 주문하여
구매했다. '니나 수' 체험자 중에는 특히 암 전문 병원에서 치료 중인
뇌 임파선 골수암 환자와 당뇨, 고혈압 등 만성 질환자 가운데 눈에 띄
게 좋아진 사례가 수없이 많았다.

　어느 날 연합신문사에서 건강이 좋아진 사람들이 많으니까, 신문광

고를 하자고 하여 신문광고를 했다. 그랬더니 느닷없이 식약처에서 방문하여 약사법 위반이라며 미리 써온 용지에 사인을 하라고 요구했다.

저자는 약사법 위반을 인정하는 사인을 거부했다. 어려움을 겪는 사람들에게 도움이 되는 의로운 일을 하면 정부가 도와줘야 할 텐데, 이런 일을 무조건 못하게 하는 잘못을 지적하고 법대로 하라고 했다.

1개월 후 울산남부경찰서에서 약사법 위반에 대한 조사를 받으러 오라고 했다. 저자는 물을 마시고 건강해진 사람들 500여 명의 체험지를 받아서 경찰서로 조사를 받으러 갔다. 경찰관이 조사를 시작하기 전에 이런 말을 했다.

"서장님이 불러서 갔더니 '대명 바이오' 사장님은 죄인처럼 조사하지 말고 공손하게 대하라고 지시하셨습니다. 혹시 서장님과 연고라도 있으십니까? 조사 담당 20년에 상관으로부터 이런 지시를 받는 경우는 처음입니다. 혹시 조사 중에 저도 모르게 언변이 높아지면 이해를 부탁합니다."

조사를 받고 나서 나중에 알고 보니, 물로 건강해진 울산 시민들이 소문을 듣고 나를 보호해야 한다는 차원에서 경찰서장에게 전화를 많이 걸어서 부탁했다는 것이었다. 일부러 청하지도 않았는데 이런 일이 있었다는 사실에 더욱 용기를 가졌다. 병원 치료와 약으로 해결하지 못하는 환자들의 생명을 지키고 물로 치유해야겠다는 사명감마저 생겼다. 이런 마음가짐은 그때나 지금이나 마찬가지이다.

또 한 번은 대구 중부경찰서의 연락을 받고 찾아가 조사를 받았다. 고소인이 내가 준 물을 마시고 병이 났다고 하며 고발한 사건이었다. 혐의가 있을 까닭이 없었다. 조사를 마친 경찰이 겸연쩍은 표정으로 이렇게 말했다.

"고생이 많으시네요. 좋은 일 많이 하십시오. 아무 문제없으니 가셔도 됩니다."

생명과 진실, 그리고 물의 과학

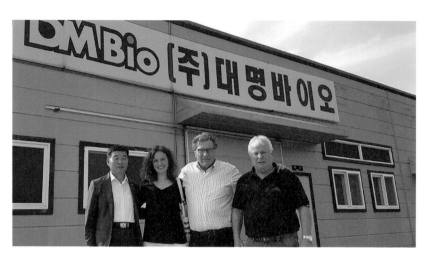

대명바이오 방문 유럽 의사들&고객

저자는 대명 바이오를 통해 '니나 블루골드'를 만드는 일이 사업도 사업이려니와 생명수가 필요한 분들에게는 무엇보다 '좋은 일'이라는 신념을 가지고 있다. 경찰서 정문을 나서면서 진실은 살아있다는 자부심과 함께 한 번 더 용기와 사명감을 가슴속 깊이 다졌다.

영원한 자연 백신인 물의 가치와 미래

슬하에 아들이 둘이다.

큰아들은 미국 유학까지 다녀왔고, 작은아들은 현대자동차에 다니고 있었다. 두 아들에게 아버지와 같이 생명 살리는 일을 하자고 했더니, 선뜻 따라왔다. 자식들도 그동안 공부한 전공에다 자신들의 인생이 있으니까, 아버지로서 자식들에 대한 책임감이 무척 컸다. 그럼에도 하는 일이 사람의 생명을 살리는 일이라 열심히 하면 꼭 성공할 수 있다는 생각으로 자식들을 격려한다.

벌써 30년 세월이 흘렀다.

저자는 물이 생명을 살린다는 신념으로 직장을 그만둘 정도였으니까, 생명을 살리는 물의 가치를 입증해야 한다는 사실도 분명히 인식하고 있었다.

세월이 가도 변하지 않는 바이오 기능수(機能水)의 가치가 중요하다. 가치가 없는 물은 사상누각이요 신기루일 뿐이다. '니나 블루골드'의 가치에 대한 의학적·과학적 근거를 마련하고 확립하기 위해 저자는 한국은 물론 미국 등 외국의 대학이나 연구기관들과도 다양한 임상실험을 실시해 왔다. 물을 근거로 세계의 누구도 따라올 수 없는 결과들을 만들어 낼 수 있었던 것은 그동안의 이런 노력의 결과인 셈이다.

미국, 중국, 일본 등 글로벌 발명 특허를 등록했고, 2006년 미국 피츠버그 '세계특허기술대전'에서는 사이언스 헬스 부문 금상과 특별상을 받았다. 캄보디아 정부 에이즈 프로젝트, 앙골라 정부 말라리아 프로젝트, 베트남 정부 고엽제 프로젝트, 그리고 대한민국 지방자치단체인 경남 함안군의 한센인(나환자) 마을, 강원도 평창군의 치매 환자 프로젝트 등에 참여하여 공감대를 형성하며 실질적이고 뜻깊은 일을 용기 있게 해왔다.

21세기의 인류 역시 과학의 발달에도 불구하고 바이러스와 불치(不治)·난치성(難治性) 질병에 시달리고 있다. 저자는 질병의 예방과 치유를 위한 자연 백신이 물, 즉 생명수(生命水)인 바이오 기능수(니나 수)라고 생각한다. 따라서 '영원한 자연 백신은 물밖에 없다.'라는 사실을 지구촌에 알려야겠다는 사명감을 가지고 '니나 블루골드'의 미래를 개척해 왔다. 도전하지 않으면 아무것도 얻을 수 없다. 물의 철학을 바탕으로 생명을 가치의 중심으로 삼는 대명 바이오의 도전은 앞으로도 계속될 것이다.

생명과 진실, 그리고 물의 과학

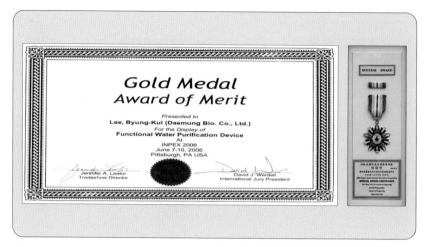

(좌) 미국 피츠버그 세계발명품특허기술대전 사이언스 헬스부문 금상 수상
(우) 미국 피츠버그 세계발명품특허기술대전 사이언스 헬스부문 특별상 수상

죽어가는 사람들을 살리는 일은 누구도 방해할 수 없다. 항공, 선박, 열차, 고속도로 등 접근성이 뛰어나고 경관이 수려한 동양의 산군(山群) 울산 울주 영남알프스에 수백만 평의 대규모 물 치료 의료관광 메카 '웰니스[Wellness] 랜드'를 구축하여 세계인들의 건강 성지로 만들겠다는 계획 역시 같은 맥락이다.

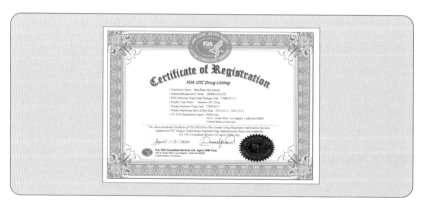

2024년 대명바이오의 음(-)이온 생명수 '니나 블루골드'가 미국 FDA의 일반 의약품(OTC Drug: 의사 처방 없이 마시는 물)으로 등록되어 판매할 수 있게 되었다.

(주)대명바이오 주요연혁

년 도	IMMUNO ACTIVATING NINA BLUE GOLD BIO WATER
	내 용
1996년	니나블루골드 생명수 탐구기업 설립
2005년	대한민국 발명특허기술대전 발명진흥회 회장상 수상
2006년	미국 피츠버그 세계발명품특허기술대전 사이언스 헬스부문 금상 및 특별상 수상
2006년	자랑스러운 중소기업인상 수상
2007년	MBN 니나블루골드 10대 주요뉴스 방영
2007년	캄보디아 정부 초청 니나블루골드 에이즈 등 전염병 예방 임상세미나
2007년	미국 대체의학 자연 치유의학 박사학위
2008년	한국, 미국, 중국, 일본, 유럽연합 등 세계 28개국 발명특허 획득
2009년	UN기업체 등록 기업
2010년	미국 아이다호주립대학교, 건국대학교, 국립부경대학교, 국립경상대학교 니나블루골드 우수임상실험 검증
2011년	행자부장관상, 국무총리상 수상
2013년	아프리카 앙골라 정부 초청 말라리아 등 전염병 예방 임상세미나
2014년	일본 베스트셀러 작가 '야마모토 치히로' 대명바이오 니나블루골드 체내 혈액순환 효과 및 체지방 감소, 다이어트에 좋은 물 일본 책 출판
2015년	빌게이츠재단 글로벌펀드 방한 국회세미나 니나블루골드 발표
2015년	베트남 국제노인병원 니나블루골드 환자 케어 진행
2015년	KBS 뉴스 바이오 기능수 가축동물 폐사 및 설사병 예방, 개선
2016년	녹십자의료재단, 바이오 기능수 가축 면역력증강 임상실험
2017년	MBC 다큐멘터리 <히든 챔피언> "물은 최고의 경쟁력" ㈜대명바이오 방영
2017년	니나블루골드 360조(兆)개/㎖ 음(-)이온수 검증
2019년	가천의과대학교 니나수 급성폐렴 완화효과 임상실험
2020년	코로나블랙홀 탈출 긴급제안(청와대, 국무총리, 국회보건복지위원회, 보건복지부, 식약처)
2020년	인도네시아 정부 초청 대명바이오 코로나 대책 세미나
사람음용수 브랜드명: "니나블루골드(니나)"	
농·축·수산 브랜드명: "바이오 기능수 "	

좋은 물

살아 있는 물

물과 생명체
면역과 백신

5대양(大洋) 6대주(大洲)의 지구는 70%의 물과 14%의 얼음으로 이루어진 대우주이다. 5장(臟) 6부(腑)의 인체는 70%의 물과 14%의 지방으로 이루어진 소우주이다. 지구의 14% 빙하와 사람의 14% 지방이 많거나 적어지면 위험해진다는 학설도 있다.

이 내용은 물이 생명체의 중심임을 웅변으로 말해준다. 인체 70%가 물인가 하면, 혈액의 94%, 세포의 90% 이상도 물이므로, 물은 가히 생명체의 주인공인 셈이다.

그렇다면 왜 물을 면역의 중심이라고 할까?

물은 산소와 미네랄을 세포 내로 운반한다. 세포 내의 미토콘드리아는 미네랄을 통해 활동한다. 말하자면 미토콘드리아는 발전기이며 미네랄은 연료로서 미토콘드리아를 움직여 세포에 영양이 들어오면 영양을 연소시킨다. 그래서 미네랄을 운반하는 물은 생명 그 자체이다.

영원한 자연 백신이자 면역의 중심

사람이 태어나서 죽을 때까지 하루도 물을 마시지 않으면 살아갈 수 없다. 사람이 태어날 때 54가지의 구성요소를 갖고 태어났다. 산소, 질소, 수소, 탄소 4가지 기체와 50가지의 미네랄이 구성요소다. 미네랄은 인체의 4%로써 생명을 좌지우지한다.

물은 생명이라고 한다. 물의 핵심이 미네랄이기 때문이다. 빗물은 증류수일 뿐 생명수가 아니다. 비가 내려 강으로 흐르면서 멀리멀리 여행할수록 미네랄이 형성된다. 흙, 모래, 자갈은 미네랄 덩어리다. 물이 흐를 때 미네랄이 이온화되어 비로소 생명수로 탄생한다.

물을 마시면 미네랄이 세포로 들어온다. 이때 세포 내의 미토콘드리아가 미네랄을 만난다. 미토콘드리아는 우리 몸의 발전기다. 발전기는 연료가 있어야 움직인다. 바로 미네랄이 연료다. 미토콘드리아는 다시 미네랄을 연료로 우리 몸에 들어오는 영양성분을 연소(燃燒)시킨다. 이 과정에서 세포에는 $0.0028w/cm^2$의 초미세 전기가 생긴다. 이 초미세 전기가 우리 몸 안에서는 강한 에너지로서 우리 생명을 지킨다. 우리 몸의 정전기가 생명을 지키는 에너지의 표시로 물이 생명이라는 증거다.

물을 사흘(3일) 이상 섭취하지 않으면 사망한다. 이유는 우리 몸에 전기가 소멸했다는 증거이기 때문이다. 밥은 먹지 않더라도 물만 마시면 한 달(1개월)은 살아있다. 내 몸에 있는 지방 등의 합성으로 영양을 만들어 생명을 유지한다.

사람이 태어나서 사망하는 가장 큰 이유는 세포가 전기를 잃었기 때문이라고 보면 된다. 미네랄이 풍부한 수돗물과 지하 암반수는 생명수로서 매우 적합하다. 세포에서 발생하는 $0.0028w/cm^2$의 전기로 인해 물은 영원한 백신이라고 말할 수 있다.

우리 몸에 초미세 에너지가 발생한다는 사실은 일본의 생명과학자들이 오래전부터 밝혀왔고, 이제는 살아있는 물을 마시면 세포에서 미세전기가 발생하여 자연 백신의 역할을 한다는 사실이 입증되고 있다.

물을 바탕으로 면역의 패러다임을 다시 세운다면 ————

같은 환경에서 살아도 사는 것은 잘 살고, 죽는 것은 죽는다. 사람도, 동물도, 식물도 마찬가지다. 지구촌의 모든 생명은 자기 면역력으로 살아간다.

저자는 2015년 완도군과 함께 바이오 기능수를 통한 '농·축·수산물 자연 그대로 생산 사업'을 진행한 바 있다. 완도군 농촌기술원에서는 바이오 기능수를 상추, 배추 등 채소 작물에 공급하면 달팽이가 달라붙지 못한다는 사실을 처음 발견했다. 달팽이는 채소를 갉아 먹고 살면서 농작물에 적지 않은 피해를 주는데, 멋진 달팽이 방제 조건을 발견하게 된 셈이었다. 이처럼 식물도 자기 면역력으로 살아간다.

물과 면역의 상관관계에서 물은 생명체 내의 피[血]와 림프액, 그리고 소변을 생각하면 액체로만 생각한다. 그러나 물은 세포조직으로 들어가면 모든 생명체의 구조[뼈대]로 형성된다. 예를 들어 수박을 칼로 자르면 수박은 물이 흘러내리지 않는다. 또한 여름철 무더위에 식물들을 보면 수분이 극도로 증발하여 수분부족으로 시들고 물이 공급되지 않으면 죽게 마련이다. 물 부족으로 생명체 세포구조를 잃었다는 것이다.

사람도 노인이 되면 물 부족으로 몸과 키가 작아지고 얼굴에는 주름살이 많아지며 늙는다. 그러니까 인체의 수분 부족으로 세포의 정상적인 구조를 잃었다는 증거이고, 세포가 수분을 잃으면 세포 기능을 잃어버릴 뿐 아니라 인체 저항력이 떨어져 각종 질병이 발생하고 죽음이 가까워진다.

　마실 때 거부감과 포만감이 없는 물을 선택해서 생활화하면 나이와 상관없이 세포 하나하나가 물의 충족(充足)으로 구조가 바로 서고 정상적인 세포 고유의 기능을 발휘할 수 있다. 이는 생활 속에서 필수적인 물이 생명체 최상의 면역체계란 뜻이다.

　지금까지 이것저것 성분만 가지고 면역으로 생각했다면, 이제는 평소 몸이 좋아하는 물을 충분히 마시는 생활을 할 때 세포 하나하나가 정상적인 기능을 발휘함으로써 지속 가능한 면역력이 세워진다는 사실을 간과하지 말아야 한다.

　간단히 정리해 보자.

　첫째, 세포는 90% 이상 물로 구성되어 있으며 물은 생명체의 세포구조를 만든다. 둘째, 물은 세포의 정상 기능을 발휘하게 한다. 셋째, 물은 최상의 면역으로 이어진다. 다시 말하면 물은 면역의 중심에 있다는 뜻이다.

　지난 20년 동안 메르스, 사스, 코로나 등이 6~7년 주기로 나타나 인류 생명을 무참히 앗아가는 공포와 불안 그리고 막대한 경제적 손실을 초래했다. 이런 감염병에 의한 재난은 본질적으로 물과 면역으로 막아야 한다.

　그리고 암, 고혈압, 당뇨 등 만성질환을 비롯하여 현대 의학이 접근하기 어려운 사회 문제로서의 에이즈와 희귀 난치성 질환들을 해결하는 방법은 무엇일까? 생명의 근원인 물을 바탕으로 오로지 세포 고유의 기능을 발휘할 수 있는 면역(免疫) 이외에는 달리 대안이 없다.

　21세기를 살아가는 인류는 세포 고유의 기능을 살려주는 물이라는 새로운 패러다임을 면역의 중심으로 다시 세워나가야 한다.

　물이 세포 고유의 기능을 살려주면 우리 몸에 필요한 효소와 면역 성분들을 정상적으로 만들어 낸다. 한국 녹십자의료재단의 '니나 수'

　　　　　　　　　　　　　　　물은 자연백신

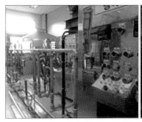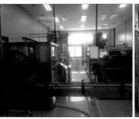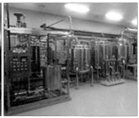

주식회사대명바이오 미라클워터 음이온 니나수 생산공정

임상실험을 통해서도 혈청 전신 면역 항체 성분 IgG가 216%인 두 배로 증가하는 사실로써 확인할 수 있었다. 매년 한두 번 감기에 걸리던 사람들이 '니나 수'를 마신 후로 감기에 걸리지 않는다는 이야기를 많이 듣고 있다.

생명의 근원인 물에 대한 인식의 변화

물은 생명이자 생명의 근원이다.

한국은 1950년대부터 1980년대까지만 해도 자연수인 강물, 우물물, 산에서 흘러나오는 물을 음용(飮用)하는 식수(食水)로 마셨고, 도심에서는 수돗물을 마시면서 살았다. 2000년대부터는 대부분 수돗물을 생활용수로 사용해 왔고, 정수기를 통해 관공서, 학교, 가정, 사무실, 종교시설 등의 음용수를 공급하며 살고 있다.

저자가 바이오 기능수 사업을 벌였던 최초의 15년은 기능성 정수기를 개발, 발명특허 등록하여 판매하였다. 그러면서도 남달리 물을 바탕으로 한 질병의 예방과 치유라는 방향에 매달려 접근했고, 물을 알고 나서는 생명을 지켜주는 물의 중요성을 깨닫게 되었다. 아울러 물이 무섭다는 사실도 절감할 수 있었다.

오늘날 한국에서는 대부분 정수기 물을 마시거나 병에 담긴 물을 마신다. 물은 생명과 직결되어 있으므로 물을 알고 마시면 생명을 지켜주는 무한한 가치를 얻을 수 있으나, 반대로 물을 모르면 오히려 생명을 해칠 수 있다는 사실을 깨달아야 한다.

앞서 언급한 바와 같이 우리 몸의 세포 하나하나가 $0.0028 w/cm^2$의 초미세 전기를 생산하여 생명을 유지한다. 이 초미세 전기의 생산은 미네랄과 미토콘드리아의 융합으로 영양을 연소시키는 결과로 사람의 생명도 전기로 인해 살아가는 셈이다. 우리 몸에서 나타나는 정전기가 이런 점을 잘 말해준다.

생명을 유지하는 초미세 전기

미네랄이 함유된 물을 마시지 않으면 우리 몸에 초미세 전기가 발생하지 않아서 생체 활력이 떨어지고 몸이 무기력해진다. 다시 말해 생체 활력은 우리 몸에 생성되는 면역력의 가치이다. 미네랄이 없는 물은 죽은 물이다. 죽은 물은 면역력이 떨어지고 생명의 지속에 해를 끼친다.

그리고 전기분해 등 물을 변화시켜 마시는 물은 절대적으로 허가된 용도에 맞도록 마셔야 한다는 사실을 명심해야 한다. 이런 기준을 간과한다면 가족의 건강을 보장받을 수 없다. 물을 모르고 마시면 얼마나 위험한지 예를 들어 보자.

2012년, 저자는 독일 하노버 세계건강박람회에 참가했다. 코트라(KOTRA)에서 박람회에 참가한 50여 개 중소기업을 지원하였고, 3박4일 동안 행사가 진행되었다. 행사 하루 전 코트라에서 한국의 참가 업체들을 식당으로 초대했고, 식사하는 동안 참가 업체들이 저마다 자기소개를 했다.

물은 자연백신

저자가 자기소개를 할 때, "해외에 나와 물을 마시면 설사하는 경우가 있으니까, 설사하지 않는 물을 마실 수 있도록 기능성 정수기를 부스에 설치해 놓았으니 마음껏 오셔서 드세요."라고 하며, 또 "3박 4일 동안 시간이 많으니 팔, 다리, 목, 허리가 불편하신 분들은 와서 말씀하시면 불편한 부분을 손 경락(經絡)을 통해서 편하게 해드릴 수 있습니다."라고 말했다.

행사 이틀째 되던 날, 경기도 부천에 있는 한 기업체의 사장이 찾아와 최근에 팔, 다리가 많이 저린다고 했고, 저자는 순간적으로 그 이유를 알 수 있었다. 부천의 기업체 사장에게 물어보았다.

"몸무게 변화나 머리카락의 변화가 있었는지요?"

"몸무게가 8kg 감소했고, 머리카락이 평소보다 2~3배 더 빠집니다."

"사장님은 물을 잘못 만나신 것 같네요. 어떤 물을 드십니까?"

그는 자기 어머니가 다니는 교회의 목사님이 알칼리 이온수를 음용수로 만드는 정수기를 달아주어 교회 성도들이 좋아하며 마신다고 했다. 어머니가 매일 2리터짜리 1병씩 물을 받아와서 전해주는데, 그 물을 6개월 동안 받아마셨다는 것이다.

"그런데 사장님, 알칼리 이온수의 용도는 알고 마셨는지요?"

"어머니가 좋은 물이라고 말씀하시며 교회 성도들이 서로 물을 받아 가려고 한다니까 가져다주시는 대로 알칼리 이온수를 하루 2리터씩 마셨지요."

이후 행사를 마치고 귀국한 지 한 달쯤 지났을 때, 휴대전화로 독일 행사장에서 만났던 그 사장님께서 돌아가셨다는 부고 알림 문자가 왔다.

유족들에게 듣자니 그분은 잠을 자다가 돌아가셨다고 했다. 팔, 다리가 저린다는 말은 모든 세포조직이 활발히 움직이지 못한다는 증거다. 돌연사(突然死)는 심장이나 폐가 갑자기 멈추어서 사망하는 경우다. 90% 이상 물로 구성된 세포는 우리 몸의 주인공이다. 폐 또는 심장도 세포 조직원으로서 세포에 활력을 주는 물을 잃었다면 멈출 수밖에 없다는 사실을 간과하지 말아야 한다.

역(逆)삼투압 정수로 미네랄이 사라진 물과 전기분해를 해서 먹는 물은 위험하다. 알칼리 이온수는 일반인이 과다 섭취하면 건강에 해롭다. 일반인과 일부 환자들은 마시지 않아야 하며, '의사의 처방에 따라 마셔야 한다.'라는 '식약처 허가 사항'을 정수기에 표시하여 판매하여야 한다. 알칼리수는 마음 놓고 마실 수 있는 평범한 물이 아니라는 식약처의 기준은 법으로 정해져 있다. 알칼리수의 水(물 수)자 사용도 허용하지 않는다.

알고 마셔야 내 몸에 좋은 물

세계보건기구(WHO)에서는 물의 수소이온농도(pH)를 1~14로 구분하고 있다. WHO에서는 pH 6.5~8.5를 권장하고, 우리나라에서는 pH 5.8~8.5를 음용수 기준으로 정하고 있다. 알칼리 이온수는 음용할 수 없는 물로, pH 9 이상 되어야 식약처에서 판매를 허가한다. 말하자면 위산, 제산제와 같은 약리성의 물을 만드는 정수기 제조를 허용한 것이다. 의사 처방 없이 마음 놓고 먹을 수 없다는 뜻이다.

또 일반 정수기의 먹는 물 허가는 환경부에서 담당하고, 알칼리 정수기 허가는 식약처에서 담당한다. 식약처는 먹는 물 허가를 하지 않는다는 사실을 구분할 줄 알아야 한다. 물은 생명과 직결되어 있고 물은 생명체의 생존에 필수조건이다. 나와 가족의 건강 생활에 절대적인 물에 대한 지식이 무엇보다도 중요하다.

현대 의학과 자연 의학에서의 물

'현대 의학'은 몸이 아플 때 진통제, 소염제, 진정제 등 약을 쓰거나 수술로 제거하여 원인체 중심으로 치료하는 응급적 치료라는 장점이 있다. 그러나 치료는 결과가 아니다. 치료는 병이 낫는다는 결과가 아니라 행위일 뿐이다. 인체의 환경 때문에 생긴 병인데 환경이 바뀌지 않으면 병은 다시 재발한다. 현대 의학의 치료 결과는 인체 환경이 그대로 남아 있어서 병이 다시 재발하는 경우가 많은 것이 단점이다.

물은 인간의 생존과 생활의 필수 과정으로 '자연 의학'이라 한다. 자연 의학은 생체 항상성(恒常性) 중심의 치유의학이다.

인체가 수분부족, 영양부족 등 환경이 나빠서 생긴 병일 경우, 인체 스스로 환경을 좋게 만들어서 병이 자연적으로 낫는 결과를 자연치유라 한다. 〈나는 자연인이다〉라는 텔레비전 프로그램에서는 암이나 불치(不治)·난치병(難治病)으로 병원 치료를 포기한 환자들이 건강하게 잘 살아가는 모습을 볼 수 있다. 선진국에서는 이를 자연치유, 즉 생체 항상성(Homeostasis)이라고 하여 중요시한다.

자연 의학에 따르면, 환자는 병원에서 응급치료 후 우리 몸이 스스로 회복할 수 있는 항상성을 높이는 데 중심을 두는 생활이 건강을 회복하는 최상의 방법이 될 것이다. 항상성은 물도 음식도 운동도 중요하지만, 나도 건강할 수 있다는 긍정적인 사고 역시 매우 중요하다. 그 이유는 자기 자신의 생각이 자기 육체를 지배한다는 것이고, 이를 정신적·영적(靈的) 면역이라 한다.

음(-)이온과
생명 현상

폭포 근처나 파도치는 바닷가, 그리고 숲에서 뿜어져 나오는 음(-)이온은 공기 중의 비타민이라 할 정도로 우리 몸의 건강에 좋다. 이유는 혈(血)을 정화하고, 머리가 맑아지며, 혈액 순환을 돕기 때문이다. 사람들이 쉬는 날이면 산이나 바다로 찾아가는 이유의 하나이기도 하다.

음이온이 혈행에 미치는 영향에 대해 일본에서 실험한 내용을 한국의 KBS방송이 소개한 적이 있다. 맥주 한두 잔을 고기[肉] 서너 점과 곁들여 마시고 혈액을 검사한 결과, 산소를 운반하는 적혈구 세포가 엉켜서 혈액순환이 두드러지게 감소했다.

다시 평방미터당 1만 개의 음이온이 나오는 병원 마당 정원의 인공폭포에서 20분 동안 호흡한 다음 혈액을 쟀더니, 엉켜있던 혈액의 적혈구 세포가 다 풀려서 정상적인 혈액순환으로 나타났다. 또 TV를 가까이에서 20분만 보아도 혈액이 엉킨다는 사실을 일본의 실험에서 확인할 수 있고, 도심에는 차량 배기가스와 전자파 등으로 음이온이 전혀 없다는 테스트 결과도 있다.

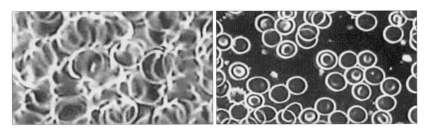
인공폭포 주변 음이온 흡입 후 적혈구 세포 활동 변화

　　현대인은 복잡한 생활에서 스트레스를 많이 받는다. 인체는 급격히 양(+)이온 상태로 산성화된다. 다시 말해 혈액 순환의 능력을 감소시킨다. 음식도 마찬가지 영향을 미친다. 채소, 과일을 제외한 대부분 음식이 모두 산성(酸性)으로 우리 몸을 산성화한다. 현대를 살아가는 많은 부분에서 우리 몸은 산성화되고 있다.

　　산성 체질은 항상 건강에 불리하다. 이젠 생활 속의 음(-)이온이 필요하다. 산으로, 바다로, 그리고 폭포를 찾아가지 않더라도 집이나 사무실, 자동차에서도 편안하게 음(-)이온을 만날 수 있다. 고농도 음(-)이온 '니나 수(水)' 덕분이다. 생명과학 회사 ㈜대명바이오가 30년의 물 연구 끝에 편리하게 마실 수 있는 '니나 수'의 대량 생산 체계를 갖추고 음(-)이온의 '니나 수'를 공급하고 있으므로 미래의 인류 건강에 희망의 메시지가 되고 있다.

암癌 치료에는 음(-)이온이 필수

항암제와 주사, 방사선 치료 등으로 암 환자의 인체는 극도의 양(+)이온 상태가 되어 밥도 물도 몸에서 수용할 능력이 없다는 표시가 구토 증상으로 나타난다. 이럴 때는 우선 정신적, 육체적 안정이 절대적으

좋은 물, 살아 있는 물

로 필요하다.

음(-)이온의 '니나 수'는 보통의 물과 달리 인체가 어떠한 환경에
처해 있더라도 마실 때 거부감이나 포만감을 주지 않으므로 인체가
충분한 물(수분)을 수용할 수 있어서 스스로 안정화된다. 다시 말해
평소의 수분 부족과 항암치료로 소진되었던 인체의 수분을 되찾을 수
있어서 세포 하나하나가 세포 고유의 기능을 할 수 있게 된다는 것이
다. 음이온수는 항암 환자에게 다음과 같이 작용한다.

첫째, 토하지 않고 음식물 섭취가 가능하다.

둘째, 항암 후 크게 지치지 않는다.

셋째, 항암치료 때 백혈구·적혈구의 정상 유지로 치료를 중단하
　　 지 않고 받는다.

넷째, 항암치료 횟수가 적어진다.

다섯째, 구강에 역겨운 약 냄새가 없다.

여섯째, 건강한 목소리를 낼 수 있다.

항암 환자들이 음(-)이온의 '니나 수'를 마실 때 나타나는 이런 현
상은 암 치료와 환자들의 건강 회복에 매우 중요한 정보가 될 것이다.

음(-)이온수의 방사선 방호 효과 ────────

방사선 치료는 암세포 조직과 함께 주변의 정상세포 조직도 동시에
파괴하는 치료로 치료를 받은 환자들은 많이 지치게 마련이다. '빈대
를 잡으려다 초가삼간 불태운다'라는 옛말이 있듯이 지칠 수밖에 없
는 현대 의학의 치료 방법에서 피해 갈 수는 없다. 방사선 치료로 암세

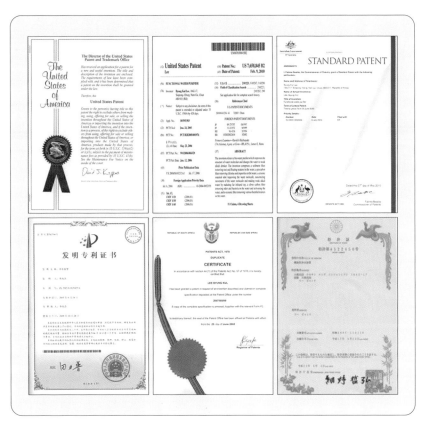

미국, 중국, 일본 등 글로벌 발명 특허

포만 죽여야 하는데 정상세포까지 건드려서 인체에는 극도의 피로감
이 생기고 건강을 회복하는 데 많은 어려움을 겪는다.

저자는 방사선 치료를 하는 환자들에게 음(-)이온수 헬스케어를
하면서 '니나 수'를 마시면 방사선 또는 항암치료에도 환자들이 지치
지 않는다는 사실을 발견했다.

최초의 사례는 38세의 현대자동차 직원인데, 뇌 임파선 악성종양
으로 항암치료 중에 소문을 듣고 저자를 찾아왔다. 탈모가 심했고 몸
은 매우 왜소했다. 상담 후 인적 사항을 기록하고 주 단위로 1주일씩

마실 물을 무상으로 제공했다. 1개월 후 물이 참 좋다면서 가족들이 다 같이 먹고 싶다며 기능성 정수기 1대를 집에다 설치해달라고 해서 설치해 주었다.

당시 대명 바이오는 기능성 정수장치 발명특허를 내고 정수기를 제조하였으며, 정수기를 설치하기 이전에 환자를 상담하고 정수기에서 나온 물을 마시게 하여 마신 결과를 기록한 다음 주 단위로 물을 무상으로 제공하면 대부분은 물이 좋다며 물을 가지러 회사로 방문하곤 했다.

저자는 매주 단위로 환자의 건강 상태를 파악하며 건강이 좋아지는 것을 확인할 수 있었고, 만성질환과 난치(難治)·불치성(不治性) 환우들의 건강에 좋다고 판명되면 그때 정수기를 판매하여 설치했다. 지병이 있는 사람들 누구에게나 똑같이 그렇게 해왔다.

기능성 정수기를 집에 설치했던 38세 뇌 임파선 악성종양 환자가 5개월 후에 저자를 찾아왔다. 모자를 벗었는데 머리카락이 많이 나 있었고, 살이 붙어 얼굴도 이전과 달라 보였으며, 전체적으로 건강해 보였다.

"제가 현대자동차 ㅇㅇ입니다."라고 했을 때 저자는 매우 놀랐다. 동시에 호주머니에서 봉투를 꺼내 저자에게 건네며 보여주는데 부산대학교 병원 진단서였다. 암(癌)이 다 나았다는 진단 결과였다. 회사에 출근할 수 있다고 무척 기뻐하며, 가족들에게 알리기도 전에 사장님이 고마워서 먼저 달려왔다고 했다.

방사선 치료는 눈, 코, 입 등 얼굴 전체의 통증이 너무 심해서 치료받으러 가기가 마치 소가 도살장에 끌려가는 것 같은 기분이었다고 했다. 그런데 음(-)이온의 '니나 수'를 마시면서 방사선 치료를 받았더니 통증이 많이 감소해서 쉽게 치료받을 수 있었고 건강을 되찾을 수 있었다고 말했다.

저자는 새로운 사실에 놀랐고 '니나 수'의 효과에 무척 기뻤다. 그리고 마음속 깊이 죽을 때까지 이 일만 하겠다는 사명감이 생기기 시작했고 언젠가는 이 사실을 의학적으로 밝혀내겠다고 마음속으로 다짐했다.

방사선 투과 실험으로 입증된 효과

그 이후 10여 년이 지나 건국대학교 축산생명과학 교수와 만나서 '음이온수 마시며 방사선 치료를 받았더니 통증이 없고 건강 회복 결과가 좋았다.'라는 정보를 공유하게 되었다. 저자는 교수에게 실험을 해보자고 부탁했고, 실험 결과는 매우 놀라웠다.

일반수를 30일 공급한 A실험군 쥐에게 방사선을 투과한 결과 세포가 치명상을 입어 피투성이가 된 것을 병리의학 실험으로 확인할 수 있었다. 그런데 음(-)이온수를 30일 공급한 B실험군 쥐에게 방사선을 투과한 결과는 세포의 손상이 매우 적었고, 피투성이가 되지도 않았다.

뚜렷이 나타난 실험 결과에 교수도 놀라고 저자도 놀랐다. 방사선 치료를 받더라도 세포 손상이 적어야 피로감이 없고 효과가 높으며 약물 치료도 이겨낼 수 있어서 암 환자들의 건강 회복이 가능하다는 사실을 확인할 수 있었다.

인체는 수분과 단백질 등 영양이 충분하고 정신이 살아있을 때 최상의 생체 활성화로 어떤 질병도 극복할 수 있는 강한 생명체라는 점을 명심해야 한다.

음(-)이온수의 역할과 혈소판 수치

음(-)이온의 물은 인체가 좋아해서 마실 때 거부감이나 포만감을 주지 않고 세포 내에 수분을 충족시켜 주며, 양(+)이온으로 바뀌는 피를 중화시켜서 혈액의 산성화를 막고 건강한 혈액을 유지해 준다. 우리 몸 안에서는 언제, 어디서 염증이 발생할지 모른다. 우리 몸의 질병은 염증세포다. 염증을 일으키는 요인은 활성산소, 과산화지질 등이고, 외상으로는 상처다.

어른의 혈액 1마이크로미터 안에는 15~40만 개의 혈소판이 있다. 혈소판 수치가 정상인 사람은 몸에 생긴 염증에서 일어나는 출혈을 스스로 멎게 한다. 혈소판 수치가 부족한 사람은 이런 출혈을 막지 못해 위험을 초래한다. 당뇨 환자의 정상세포가 영양이 부족하면 비정상 세포인 염증세포를 제어하지 못해서 상처가 아물지 못하는 경우와 같다. 혈소판은 혈구 중에서 크기가 가장 작고 골수에서 만들어진다.

저자는 2012년 부산 해운대 WBC 빌딩에서 〈물은 면역이다〉라는 제목으로 강의했던 적이 있다. 그때 강의가 끝난 후 30대 중반의 부부가 태어난 지 몇 개월밖에 되지 않은 아기를 안고 상담을 요청해 왔다. 아기 엄마의 혈소판 수치가 6~7만으로 낮아서 혈소판 주사 1대에 30만 원이나 주고 부산의 어느 종합병원에서 매일 1대씩 맞았다는 내용이었다. 그러다 임신했는데 병원에서 혈소판 수치가 8천으로 줄어 위험하다고 했다며, 하루에 혈소판 주사를 6대씩 맞아야 했다는 것이다.

임신 후 몇 주 동안 하루 180만 원이라는 감당하기 어려운 비용을 들여 혈소판 주사를 맞는 과정에서 주변 사람의 권장으로 음(-)이온의 '니나 수'를 알게 되어 하루 2리터씩 2주 동안 마셨다고 한다. 그 결과 혈소판 수치가 15만 이상으로 정상화되어 더 이상 혈소판 주사를 맞지 않고 건강한 아기를 낳을 수 있었다면서 눈시울을 적시며 이야기했다.

젊은 부부의 애절한 사연을 들으면서 새삼 다짐하게 되었다. 이렇게 직접 체험한 이야기들이 있어서 책을 쓸 수 있는 용기가 생겼고, '니나 수'로 고귀한 생명을 살리고 건강을 돌보는 데 도움을 줄 수 있으니 더욱 최선을 다해야겠다는 결심이었다.

뇌출혈 극복을 돕는 음(-)이온수

고혈압, 관상동맥질환, 당뇨는 뇌출혈의 위험인자로 꼽힌다. 고혈압성 뇌출혈은 10%나 되고, 약 40%가 사망한다는 통계를 봐도 경각심이 필요하다. 당연히 뇌출혈도 예방이 우선이다.

음(-)이온수는 계면활성이 특징이다. 음이온수를 음용(飮用)하면 혈청 콜레스테롤 중성지방 혈전들이 분해되어 소변으로 바뀌고, 혈관 나이를 감소시켜 혈관을 건강하게 한다. 음이온수를 1개월 마신 다음 병원에서 혈관 나이를 측정하면 실제보다 10~20년 젊어진 상태를 누구나 확인할 수 있다.

하지정맥류 질환이 있는 사람이 음이온수를 3개월 정도 마시면 질환이 없어진 경우도 확인할 수 있다. 이를 증명하는 실험도 있다.

녹십자의료재단에서 음이온수를 먹인 동물 임상실험 결과, 일반 수를 3개월 동안 먹인 비교 실험 대상에 비해서 항동맥경화 성분인 HDL 콜레스테롤이 113% 증가한 것을 확인할 수 있었다.

또 건국대학교 생명과학과에서 고칼로리를 6주 동안 공급한 동물

□ 실험실 검사결과

구 분	IgG	IgA	Cholesterol total	Triglyceride	LDL Cholesterol	HDL Cholesterol
단 위	mg/mL	ug/mL	mg/dL	mg/dL	mg/dL	mg/dL
급 여	21.53	214.479	165.8	25.8	26.15	102.143
비급여	9.979	213.160	139.3	25.7	21.925	89.6

녹십자 실험실 니나수 급여, 비급여 한우 혈액검사

좋은 물, 살아 있는 물

임상실험의 결과도 있다. LDL 콜레스테롤 검사 결과 혈액 정상 수치는 160mg/dl 이하이다. 음이온수 대상군에서는 117.5mg/dl이었다. 일반수 대상군에서는 170.5mg/dl로 정상범위에서 벗어난 결과를 확인할 수 있었다.

음이온수를 1~2개월 마신 다음 병원 검진 결과를 보면, 콜레스테롤과 중성지방, 그리고 혈소판 수치 등이 비정상에서 정상화되는 결과를 많이 확인할 수 있다.

2023년 8월, 서울에 거주하는 77세의 남성이 자고 일어났더니 안면마비로 입이 돌아가고 손이 마비되었다. 집 근처 병원에서 '큰 병원으로 가보라.'는 소견서를 받았고, 서울 성모병원에서 진단한 결과 뇌출혈로 판정받았다.

치료 1주일 후 지인이 음(-)이온의 '니나 수'를 갖다주어서 하루 2리터씩 1~2주간 마셨더니 안면마비가 정상으로 돌아오고 손의 마비 증세도 없어졌으며, 병원에서 검진해 보니 뇌출혈이 멈추고 상태가 좋아졌다는 결과가 나왔다. 병원의 주치의가 무엇을 먹었느냐며 놀라워했다고 한다. 그 후로도 지금까지 아무런 증상 없이 정상적인 생활을 하고 있다.

저자가 운영하는 ㈜대명바이오에서 확인한 사례도 있다. 밀리리터(ml)당 360조 개의 음이온수로 생산한 물을, 혈소판 수치 7~8만 이하로 감소하여 혈소판 부족으로 주사를 맞는 사람들에게 3주 이상 마시게 했더니, 혈액 1마이크로리터(μl) 안에 혈소판 수치가 15만~40만 개로 정상 회복되었다. 더 이상 혈소판 주사를 맞지 않아도 된 것은 당연지사다.

상처가 생겼을 때 혈액을 멎게 하는 역할을 가진 혈소판은 혈구 중에서 크기가 가장 작으며 골수에서 만들어진다. 혈소판의 수나 기능에 이상이 생기면 지혈 작용에 영향을 주어 출혈이 생길 수 있다.

세계 최초로 생산하는 음이온수인 '니나 수'가 뇌출혈을 멈추게 한다
는 사실은 혈소판 수치와 혈소판의 기능을 정상화하는 데 크게 도움이
된다는 의미로 매우 희망적인 메시지이다. 의학계의 적극적인 관심으로
뇌출혈로부터 소중한 생명을 지키는 역할을 할 수 있기를 희망해 본다.

반려동물도 알아차리는 음(-)이온수의 효과

개, 고양이 등 반려동물을 가족의 일원으로 받아들이는 문화가 보편
화되고 있다. 특히 독거인(獨居人)들은 반려동물을 자신의 생명과 같
이 소중하게 생각하며 함께 살기도 한다. 그런데 실내에서 반려동물
을 키우다 보면 대소변 냄새 등이 고민거리다. 또 피부병과 눈병, 설
사병이 발생하기도 하고 반려동물의 성격이 전과 달리 사나워져 계속
함께 살 수 있을까 하는 고민이 생기기도 한다.

반려동물의 소변에 냄새가 많이 나는 것은 체질이 양(+)이온으로
산성화되어 피가 탁해졌기 때문인 경우가 많다. 이때는 음(-)이온수
로 물을 바꿔줘야 한다. 음(-)이온수는 산성화된 체질을 바꿔주어서
소변의 냄새가 없어지고 피도 맑아진다.

반려동물의 대변 냄새는 장내의 활성산소 과다로 유산균 등 유익

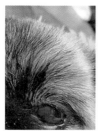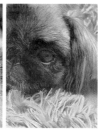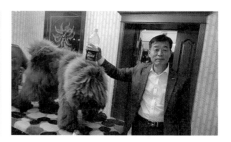

음이온수와 반려동물 건강

좋은 물, 살아 있는 물

한 미생물보다 장내 대장균, 살모넬라균 등 유해(有害)한 미생물들과 활성산소가 많아져서 음식물이 정상으로 발효되지 않고 비정상으로 발효되기 때문에 심해진다. 음(-)이온의 물을 먹이면 장내의 유익한 미생물들이 많아지고 활성산소가 감소하여 정상 발효되면서 대변 냄새가 크게 줄어들고 변의 상태도 좋아진다.

반려동물의 피부병도 면역력이 강해지면 없어지고, 피부병에 음(-)이온의 물을 뿌리거나 발라주면 피부의 염증이 줄어든다. 또한 털도 윤기가 나며 적게 빠진다. 그리고 반려동물의 눈병에는 스프레이 공병에 음이온수를 넣어 수시로 뿌리거나 넣어주면 눈에 흐르던 눈물도 나지 않고 눈병이 좋아지며 눈빛이 초롱초롱해진다.

특히 백내장, 녹내장 등의 질병에는 10분 단위로 눈에 스프레이 물을 뿌려주면 1주일 안에 크게 완화된다. 그 이유는 음(-)이온은 강한 천연계면활성제로서 지방을 분해하기 때문이다. 백내장, 녹내장 지방은 과산화 지질지방이며 음(-)이온의 물이 계면활성 작용으로 분해해서 녹아 없어지게 한다.

현대 의학에서 백내장 수술은 가능한데 녹내장 수술은 불가능한 까닭은 녹내장 지방의 경우 눈의 각막에 강하게 침착되어 제거할 수 없으므로 수술로는 불가능하다. 저자는 사람과 동물에게 공통으로 수없이 적용한 결과를 보아왔다.

반려동물의 설사병 완화에도 음(-)이온수가 활용된다. 음(-)이온수는 반려동물 장내의 유익한 미생물 발생을 도와 근본적인 면역력을 증가시킨다.

대명바이오의 음(-)이온수 '니나 블루골드'는 국립경상대학교 동물 임상실험에서 일반수 실험군에 비해 면역세포 백혈구 40%, 적혈구 25%가 뚜렷하게 증가한 결과를 나타냈다. 녹십자의료재단의 실험실 검증에서도 동물의 혈청 '전신 면역 항체 성분(IgG)'이 일반수 대조군에 비해 216% 증가한 결과를 확인할 수 있다.

한 가지 예를 들어 보자.

임상실험

국립경상대학교

◎ 니나블루골드 급여 혈액성상 면역세포 임상실험결과

Item	대조구 (일반수)	초기급여 NINA BLUE GOLD	후기급여 NINA BLUE GOLD
적혈구(m/mm³)	5.9b	6.9a	7.4a
백혈구(m/mm3)	13.6b	19.7a	18.6a

- 니나 급여 후 돼지의 백혈구와 적혈구(혈액성상) 수치 변화
- 면역세포 백혈구 50% 증가, 적혈구 25% 증가 효과

건국대학교

◎ 니나블루골드 혈청 생화학적 임상실험결과

	Normal Control	High fat + Tap water	High fat + DMBIO water
Cholesterol (콜레스테롤) Desirable ≤ 200 mg/dL (Borderline high 201–240 High > 240)	478	> 600	> 600
Triglyceride (중성지방) Desirable ≤ 150 mg/dL (Borderline high 151–200 High > 200)	12	149.5	106.0
HDL (고밀도 리포 단백질) (40-60 mg/dL)	11	42.0	37.7
LDL (저밀도 리포 단백질) Desirable ≤ 130 mg/dL (Borderline high 131–160 High > 160)	51	171.5	117.5

LDL: Low-Density Lipoprotein, HDL: High-Density Lipoprotein, Triglyceride: 체내에 있는 지방의 일종
Desirable: 적절, Borderline high : 약간 높음, High : 높음

- 혈액 생화확분석결과 Tap water(일반수) 그룹에 비해서 DMBIO water(대명 니나) 그룹의 개체들이 TG(중성지방)와 LDL(저밀도 리포 단백질)이 낮게 나타남

부산에 사는 여성이 반려동물과 20년째 함께 살고 있는데, 어느 날 설사를 하고 음식을 잘 먹지 못할 뿐 아니라 먹기만 하면 토하고 설사해서 동물 병원에 입원시켰다고 한다. 주변의 지인이 대명바이오의 '니나 수'를 먹여보라고 권장해서 1박스를 구매하여 먹였더니, 1주일 후에는 밥도 잘 먹고 설사도 멈추어 퇴원할 수 있었다며 저자에게 감사의 전화를 걸어왔다.

　　이 일로 "동물에게도 이렇게 좋은데… 사람이 마시는 물이니 많이 마셔야겠다."라며 주문으로 이어졌고, 사람들과 함께 단체로 회사를 방문하겠다고 약속도 했다.

　　반려동물에게 음(-)이온수인 '니나 수(니나 블루골드)'를 하루 동안 먹인 후, 다음 날 '니나 수'와 일반수를 2개의 그릇에 똑같이 담아두면 '니나 수'만 마시고, 일반수를 마시지 않는다. 말로 설명하지 않아도 본능적으로 이런 차이점을 알아차리는 반려동물의 선택도 그렇고, 마시는 물의 양도 평상시의 배(倍) 이상이라는 사실도 짚어보고 확인해야 할 음(-)이온수의 장점일 것이다.

환자의 생명을
좌우하는
의사의 말 한마디

● 갑자기 몸이 이상해서 병원에 가거나 정기 건강검진을 받고 나서 암(癌) 또는 불치(不治)·난치병(難治病)의 진단이 나왔을 때 의사들이 환자들에게 이야기하는 몇 가지 레퍼토리가 있다.

"치료를 잘 받으시면 좋아집니다."

"치료 결과를 장담하기는 어렵고, 치료해 보아야 알 수 있습니다."

"솔직히 치료하기 어려운 병입니다."

이 세 가지 말고는 나올 만한 대답도 없다. 가부(可否)와 중간을 아우르는 모든 경우이기 때문이다. 그런데 진실의 여부를 떠나 의사의 말 한마디에 환자의 정신적 면역력이 극도로 차이가 나면서 환자의 생명을 좌우하는 변수로 작용한다.

질병 치료는 결과가 아니고 치료 행위의 과정일 뿐이다. 병이 낫는다는 것은 치료 후에 몸이 스스로 낫는 것이다. 이것이 항상성의 회복, 즉 치유된다는 뜻이다. 외국에서는 Homeostasis라 하며 매우 중요시한다. 환자는 의사의 입에서 불가능하다는 말이 떨어지면 정신적 면역력이 극감(極減)하면서 건강을 회복하는 데는 설상가상으로 더욱 힘들어진다.

　예를 하나 예를 들어보자.

　(주)대명바이오 회사 주변은 산이 좋고, 물이 좋고, 공기가 좋아서 암 환자들이 많이 산다. 폐암 말기 진단을 받고 투병하던 60세의 한 남성이 물이 좋다는 소문을 듣고 저자를 찾아왔다. 물이 생명체의 건강에 미치는 영향을 조사한 많은 실험 내용과 물로 건강을 찾은 사람들의 체험기를 보고 자신도 건강할 수 있겠다는 생각이 들어 저자가 권하는 대로 우선 3개월간 '니나 블루골드'를 음용하였고, 이후 환자가 많이 건강해진 모습에 주변 사람들이 축하와 격려를 아끼지 않았다.

　어느 날 병원에 검진하러 갔더니 의사가 방사선 치료를 받아야 한다고 했다. 방사선 치료라는 의사의 말에 음(-)이온의 물로 잘 버티던 환자는 혼비백산하여 정신적 면역력을 잃었고 잘 먹던 밥도 먹지 못하게 되었다. 일단 기가 꺾이자 환자는 신뢰하며 마시던 니나수 물도 멀리하게 되었고, 그 결과 마치 시든 화초처럼 점점 기운을 잃어가는 듯 시들시들해 보였다. 그 후 병원에서 안내하는 대로 치료를 받았으나 유명을 달리하고 말았다.

　병원에서 포기한 환자들이 저자를 찾아오는 경우가 많은데, 그때마다 저자는 〈나는 자연인이다〉라는 텔레비전 프로그램에 나오는 사람들처럼 병원에서 치료를 포기한 사람들도 산과 들에서 건강을 회복하고 얼마든지 잘 살 수 있다는 사실을 먼저 강조한다. 그런 다음 '물은 면역'이라는 진리를 1~2시간에 걸쳐 설명한다.

　저자가 설명하는 동안 환자는 1.5리터의 물 1병을 다 마신다. 물 1병을 마시며 설명을 듣는 그 짧은 시간에 환자는 자기의 몸에서 일어나는 미세한 변화를 감지하기도 한다. 마치 시든 화초가 물을 주면 살

　물은 자연백신

아나듯이 환자는 자기의 얼굴 모습과 밝아지는 표정, 촉촉해진 피부를 거울로 보거나 직접 눈으로 살피며 자신의 변화를 확인하고 느낄 수 있다. 그리고 자신도 모르게 낮에 찾아오지 않던 졸음이 쏟아진다. 졸음이 온다면 두뇌와 몸이 안정된다는 뜻이다.

이것을 계기로 음(-)이온수 음용(飮用)을 시작하고 나서 3개월쯤 지나면 건강을 회복하는 사례가 부지기수다. 물질적(육체적) 면역의 핵심인 물이 중요하다는 것은 두말할 나위가 없다. 그리고 생각이 육체를 지배한다는 측면에서 정신적 면역력도 매우 중요하다. 환자의 생명과 건강에는 의사의 말 한마디가 무엇보다도 중요하다고 생각한다.

바이오 기능수와
최상의 생산성

● 2006년 저자는 한·미·태평양 6개국 컨퍼런스 경제 세미나에 참석하기 위해 미국을 방문했다. 미국 방문을 계기로 아이다호주립대학교와 함께 바이오 기능수를 공급하여 젖소 유방염 개선과 고품질 유지방 우유 생산에 대한 임상실험을 진행한 바 있다.

또 미국 방문 중에 버팔로 소고기를 기반으로 운영하는 대형식당이 유타주에 있다는 정보를 듣고 찾아갔다. 미국 전역에서 유타주에 관광을 온 사람들이 버팔로 소고기를 먹으러 방문하는 유명한 먹거리 관광 코스였다. 숯불로 구워 먹는 소고기의 맛은 환상적이었고, 미국을 방문할 때마다 여러 차례 들르곤 했다.

바이오 기능수로 키운 소고기 맛

저자가 운영하는 ㈜대명바이오에서 농·축·수산 용도로 특허받은 바이오 기능수 장치를 한국의 한우 사육 농가에 설치하고 6개월 동안 바이오 기능수를 공급하여 사육한 870kg의 큰 소 1마리를 돈 주고 사서

도축하였다.

대구에 있는 대형식당에 200여 명을 초청하여 도축된 고기를 숯불에 구워 시식 행사를 하였다. 시식에 참석한 사람들이 이구동성으로 칭찬을 늘어놓았다. 시식 행사에 초대받은 손님의 입에 발린 소리가 아니었음은 말할 나위도 없다.

"이렇게 맛있고, 먹어도 먹어도 싫증이 나지 않는 소고기는 난생처음 먹어봤다. 한 사람이 10인분씩은 먹었을 듯한데, 평생 기억에 남을 것 같다."

완도군 농·축·수산 '자연 그대로'

산학(產學) 협약을 맺은 국립부경대학교 교수의 소개로 저자는 완도군수를 만나 바이오 기능수를 공급하여 사육한 돼지에서 불포화지방산 돼지고기를 생산한다는 국립경상대학교의 논문자료를 보여드렸다.

완도군수는 완도군의 정책 사업으로 진행해 보겠다는 의지로 바이오 기능수를 통한 농·축·수산 '자연 그대로'라는 정책을 세우기로 약속했다. 농·축·수산업에 종사하는 완도군의 군민들과 관련 공무원,

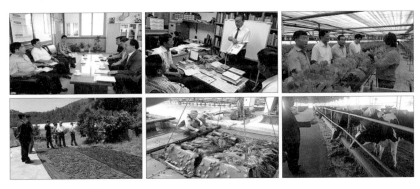

완도 자연 그대로 한우

시의원들이 저자의 ㈜대명바이오로부터 바이오 기능수 정수장치를 공급받아 사용 중인 다른 지역의 농가를 방문하여 견학하게 된 것도 정책 추진 과정의 일환이었다.

먼저 김해시 대단지 비닐하우스 농장을 방문하여 농산물 재배 현장을 견학하였고, 울산시 울주군의 한우 젖소 축산농가를 견학하였다. 또한 경주시 돼지 축산농가의 돼지 사육 현장을 방문하고 여기서 생산하는 돼지고기를 공급받아 직영으로 운영하는 식당에서 불포화지방산 돼지고기를 시식하기도 하였다. 몇 군데 농·축산 현장을 방문한 이후 견학단은 저자의 회사를 방문하여 바이오 기능수를 농·축·수산 현장에 적용하여 실험한 내용에 관해 자세한 설명을 들었다.

저자가 바이오 기능수를 공급해서 키운 한우 900kg짜리 1마리를 도축하여 완도 한우협회로 보냈는데, 축산농가들을 대상으로 시식(試食) 행사 때 호평이 나온 것은 물론이다. 농·축산 선진 현장 견학을 통해 바이오 기능수의 우수성에 대한 확신을 얻은 완도군은 '농·축·수산 자연 그대로' 정책을 전략적 사업으로 진행하여 농·축·수산물의 고품질 생산을 시작하게 되었다.

특히 완도의 기존 한우 농가에서는 송아지의 설사병이 잦고 폐사하는 피해가 적지 않게 발생했는데 바이오 기능수를 공급한 후로는 설사병과 폐사가 없어졌다. 또 고추 농사를 짓는 농가에서는 탄저병 피해가 많이 줄어들고 고추 수확량이 배로 증가했다는 바이오 기능수 효과가 KBS 뉴스로 보도되기도 하였다.

바이오 기능수로 키운 축산물은 고깃값도 달랐다. 일반 소고기의 안심 등 특수부위는 600g 1근당 5만 원 선인데, 바이오 기능수와 인삼으로 사육하여 생산한 소고기는 서울의 마장동 도축장에서 안심 등 특수부위가 600g당 20만 원, 약 4배의 값으로 판매되고 있어서 축산

농가의 고부가가치 창출에 희망적이다.

불포화지방의 육류 혁명

저자는 일본 도쿄의 건강박람회에 참가했을 때 알게 된 일본의 저명한 여성 인사 야마모토 치히로 씨를 한국에 초청하였다. 2013년 치히로 씨가 한국을 방문했을 때, 울산 울주 신우목장식당에서 바이오 기능수로 사육한 불포화지방 소고기를 저자와 함께 시식했다.

"맥주를 먹여 사육한 세계적인 소고기 일본의 '와규우[和牛]'보다 더 맛있습니다."

극찬하는 치히로 씨의 평가가 아니더라도 고기가 맛있다는 말은 소를 키울 때 바이오 기능수를 마시게 하여 최상의 건강 상태로 사육한 결과치로 볼 수 있다.

미래의 소고기 먹거리는 먹으면 싫증이 나는 마블링 지방 분포도의 소고기 등급 위주가 아니라 식감이 좋고, 건강에 좋고, 먹어서 싫증이 나지 않고, 소화도 잘되고, 돌아서면 또 먹고 싶은 불포화지방산이냐 아니냐가 기준이 되어야 할 것이다. 그런 고기를 생산해야 국민건강과 더불어 맛의 기호까지 충족시키는 먹거리가 될 수 있다.

바이오 기능수를 공급하여 돼지를 사육하면 건강에 이로운 불포화지방산 돼지고기를 생산할 수 있다는 사실은 국립경상대학교의 실험 논문에서 확인할 수 있고, 국내외 여러 브랜드 돼지고기와 시식을 통한 기호도 조사에서도 바이오 기능수로 사육한 돼지고기가 85%로 다른 브랜드의 고기보다 훨씬 앞서는 것으로 나타났다.

2008년 전라북도 정읍의 돼지 농가에서 바이오 기능수로 사육한 돼지를 하나로마트에서 판매한 결과, 3개월 만에 고객 구매 선호도가

70%에 달했다고 하나로마트 책임자가 말했다. 소비자로부터 조사한 결과 바이오 기능수 불포화지방 돼지고기는 냄새도 없고, 싫증도 없으며, 소화도 잘되고 맛이 뛰어나 매일 먹고 싶은 돼지고기라는 말을 들을 수 있었다. 특히 식당 주인의 호평이 솔깃했는데, 저자도 먹어보고는 직접 확인할 수 있었다.

완도군은 해마다 세계에서 유일하게 해조류 박람회를 개최한다. 2016년 해조류 박람회에서 완도군은 박람회를 방문하는 관광객들에게 일반수로 사육한 소와 바이오 기능수로 사육한 소의 소고기를 구워서 맛을 비교하는 시식 선호도 조사를 진행하였다. 조사 결과 바이오 기능수 사육 소고기의 맛이 일반수 사육 소고기의 맛보다 85% 우세한 것으로 나타났다.

저자는 미국 유타주에서 버팔로 소고기를 맛보고 감탄했던 적이 있지만, 저자가 발명한 바이오 기능수로 사육한 소고기와 돼지고기가 버팔로 소고기보다 월등히 맛있다는 사실을 알았다. 소고기, 돼지고기는 온 국민의 단백질 영양공급에 매우 중요한 인류의 먹거리다. 바이오 기능수로 질병 없이 건강하게 키운 소, 돼지는 고기의 맛과 품질로 말해준다고 할 수 있다.

더욱 확실한
음(-)이온수 효과의
동물 실험

저자는 직접 위장질환에 시달리며 20년간 불편을 겪었고, 스스로 음(-)이온의 물을 연구하여 마신 지 1개월 만에 만성 위장질환에서 벗어났다. 그 후 물의 중요성, 특히 음(-)이온수의 연구에 외길로 매달려 온 30여 년 동안 만났던, 이런저런 불치·난치성 지병으로 고생하는 환우들이 음(-)이온의 물을 마시고 3개월 이내에 건강을 회복하는 모습을 숱하게 확인할 수 있었다.

이러한 음(-)이온수의 치유 효과를 가축의 해부 또는 동물 임상실험을 통해 확인하고자 했다. 물 생명과학 연구에서 한국 최고 수준을 자랑하는 국립부경대학교와의 산학 협약을 끌어냈고, 부경대학교 수산생명의학과 허민도 교수의 주도로 물고기와 돼지 해부 실험을 여러 차례 진행했다.

허민도 교수는 경북대학교에서 수의학을 전공하여 졸업했고, 일본 동경대학교에서 수의학 박사학위를 취득했다. 특히 수의학을 전공한 교수로서 병리 의학적 해부 임상실험의 접근, 그러니까 병의 상태나 병체(病體)의 조직구조, 기관의 형태 및 기능의 변화 등을 육안(肉

063

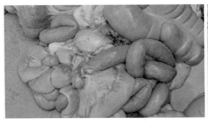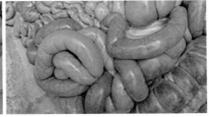

육성돈 해부 실험 결과 | 3개월 급수 후 소장, 대장 비교 (좌 - 일반수 사육군 / 우 - 니나수 사육군)

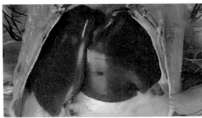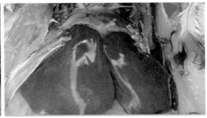

산란계 해부 실험 결과 | 3개월 급수 후 소장, 대장 비교 (좌 - 일반수 사육군 / 우 - 니나수 사육군)

眼)으로 식별하고 판단할 수 있는 실험을 할 수 있었다. 실험 대상은 물고기, 쥐, 닭, 돼지를 상대로 선택했다.

음(-)이온수를 6주간 공급한 물고기는 해부 실험에서 일반수 공급 대조군에 비해 복부(腹部)지방이 없고 지방간 증세가 없었다. 반대로 일반수 공급 물고기는 복부지방이 심하고 간이 비대했으며, 지방간 증세가 심각했다.

쥐 실험에서는 간의 외부를 육안으로 평가했을 때도 음(-)이온수 공급 군의 간은 탄력 있고 밝고 건강해 보였다. 또 혈관까지 뚜렷이 확인할 수 있는 건강한 간임을 알 수 있었다. 일반수 공급 군의 간은 밝지 못하고 탄력이 없으며 간의 혈관이 잘 보이지 않아 건강 상태가 좋지 않은 간임을 알 수 있었다.

산란계 닭에 12주 동안 음(-)이온의 물을 공급한 해부 실험 결과 전체 내장이 밝고 건강해 보였으며 뱃속에 산란할 수 있는 계란이 많이 있었다. 산란한 생계란을 깨트려서 먹어보니 비린내도 없는 데다 약간의 단맛을 느낄 수 있을 만큼 맛있고 목 넘김이 좋았으며, 계란의 난백과 난황이 매우 탄력 있었다. 끝이 뾰족한 이쑤시개 10개를 계란에 꽂아보니 이쑤시개가 넘어지지 않을 정도로 계란의 세포조직이 강하다는 것을 알 수 있었다.

일반수를 공급한 닭에게서는 전체 내장이 밝지 않았고 건강해 보이지 않았다. 뱃속에 준비된 산란(産卵)할 계란이 음(-)이온의 물을 공급한 닭의 산란 계란 수에 비해 절반 정도였다. 또 계란이 비린내가 나서 먹기 쉽지 않았고, 맛이 없는 데다 목 넘김도 쉽지 않았다. 난백과 난황은 탄력이 없고, 이쑤시개를 계란에 꽂았을 때 모두 힘없이 쓰러졌다.

사람이 아이를 낳는 것이든 닭이 알을 낳는 것이든 모두 자연의 일부로 같은 생명체라고 할 수 있다. 태어날 생명체에 미치는 물의 중요성을 확인할 수 있었다.

돼지 해부 실험은 3,000두 이상 사육하는 농장에서 절반씩 나누어 각각 음(-)이온의 바이오 기능수와 일반수를 3개월 동안 공급한 후 외관상 건강해보이는 암컷 1마리씩 해부했고, 부경대학교 허민도 교수의 주도로 해부 임상실험을 진행했다.

음(-)이온수 공급 돼지 해부 실험 결과 폐와 간은 밝고 탄력이 있었다. 대장, 소장도 밝고 탄력이 있었으며, 내장 지방도 없고 특히 대장의 마디마디가 균등했다. 아기집도 밝고 탄력 있었으며 난소도 밝고 건강해 보였다. 임신율이 높고 임신 두수가 증가했을 뿐 아니라 출산할 때 폐사가 없고 건강한 돼지 새끼가 태어난다는 농장주의 언급이 있었다.

반면에 일반수를 공급한 돼지의 해부 실험 결과는 폐와 간이 밝지 않고 어두우며 탄력이 없어 건강하지 못했다. 대장, 소장 등 장기도 밝지 않고 탄력이 없었으며 내장에 지방이 많이 끼어 있었다. 대장의 마

좋은 물, 살아 있는 물

DM Bio

폐급성염증완화

가천의과대학교 생명과학 임상실험 12주

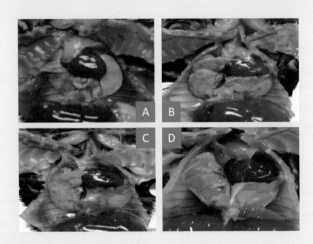

A 폐, 심장, 간 인위적 손상 전(前) 정상 상태

B 폐, 심장, 간 BLM(암 치료 블레오마이신)으로 인위적 급성염증 손상 후 비정상 상태

C PDS(염증치료제)로 치료, 폐급성염증 완화효과 없는 상태

D NINA(니나)수 공급 폐급성염증 완화효과 좋은 상태, 폐 정상회복

울산 ㈜대명바이오 ㅣ 니나블루골드 생명과학

디마디가 기흉(氣胸)으로 균등하지 못했다. 아기집도 밝지 못하고 탄력이 없었다. 임신할 때 음(-)이온수에 비해 마릿수가 20% 적었고 출산 시 기형과 폐사가 15%였다는 사육 결과를 농장 대표가 말했다. 특히 돼지를 해부했을 때 돼지 특유의 누린 냄새가 진동했다.

음(-)이온수 군의 돼지 해부 실험에서는 돼지의 누린 냄새가 없다는 사실을 해부 실험에 참석한 많은 사람이 함께 확인할 수 있었다.

이러한 많은 동물 해부 임상실험에서 나타나는 현상으로 미뤄보더라도 인류가 살아가는 데 물이 생명의 중심이고 자연 백신임을 새삼 깨달을 수 있다. 인류가 건강한 삶을 누리기 위해서는 물의 소중함을 간과할 수 없다는 교훈인 셈이다.

의학계에서도 돼지가 사람과 유사하다며 임상실험 대상으로 선호하고 있다. 초고령화 시대에 질병은 많아지고, 불임이 늘어나는가 하면 출산아 100명당 5.5명이 기형아로 태어난다는 정부의 발표(2015년)까지 있다. 돼지 해부 임상실험에서 드러났듯이 이런 문제들이 모두 물과 연관되어 있다는 사실이 입증된 만큼 국가와 국민은 물의 중요성을 인식하고 국민 보건과 복지 정책에서 생명과 직결되는 물을 우선시해야 한다. 특히 불임 예방과 인구 증가를 국가 정책의 기본 축으로 삼아야 할 상황이기 때문에 '물', 특히 음(-)이온수에 대한 인식과 관심은 절대적으로 필요하다.

특히 남녀가 결혼하면 임신이 되어야 정상인데, 불임으로 어려움을 겪기도 한다. 청량음료, 알코올, 끓인 물 등으로 생활하여 몸에 살아있는 생체수가 없기 때문이다. 정자와 난자도 물에서 만들어진다. 생체수를 바로 세우면 임신할 수 있다. 저자는 수많은 불임 여성들과 상담하며 이런 실정을 잘 알고 있는데, 정부는 돈으로만 인구 정책의 대책

좋은 물, 살아 있는 물

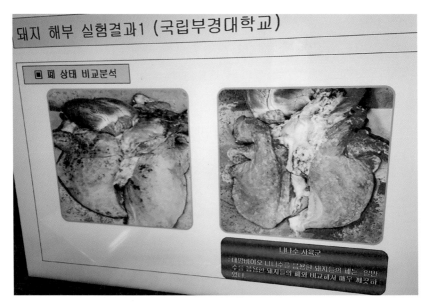

◉ 폐 상태 비교분석

나나수 사육군
: 대명바이오 나나수를 음용한 돼지들의 폐는 일반
수를 음용한 돼지들의 폐와 비교해서 매우 깨끗하
였다.

국립부경대에 돼지 해부 실험 결과 폐 상태로, 일반수를 공급한 왼쪽은 건강을 잃은 검은색이고, 바이오 기능수(니나 수)를 공급한 오른쪽의 폐는 밝고 건강한 상태다.

을 세우려고 하지 말고 결혼한 여성의 몸에 생체수를 바로 세우는 방안에 중심을 두는 구체적이고 실질적인 방안을 강력하게 권장하고 싶다.

실제로 저자는 결혼한 지 5~10년이 지나도록 임신이 안 되는 여성과 부부를 상대로 3~6개월간 음(-)이온의 물을 하루 2리터씩 마시도록 권장했더니 임신률이 80%를 넘어서는 결과를 확인할 수 있었다. 임신과 출산으로 행복해진 부부들이 저자에게 감사 인사를 전할 때는 일생을 생명수 연구와 생산에 매진해 온 일에 대해 커다란 보람을 느끼기도 했다. 물의 지혜는 인류의 건강하고 행복한 삶을 위해 후손 대대로 물려주어야 할 자산이다.

셋째
마당

물만 잘 마셔도 건강하게 오래 산다

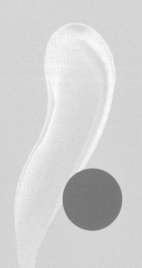

'앎'으로 이겨내는
암의 공포

암(癌, cancer)은 세포가 사멸 주기를 무시하고 비정상적으로 증식하여 인체의 기능을 망가뜨리는 질병이다. 상피세포 기원의 암종(carcinoma)과 결합 조직 기원의 육종(sarcoma) 및 혈액암으로 구분하는 암은 36년째 한국인 사망원인 1위라는 통계청의 통계로 보더라도 공포의 대상이 되기에 충분하다.

통계청의 '2018년 사망원인 통계'에 따르면 암에 의한 사망은 인구 10만 명당 154.3명으로 전년 153.9명 대비 0.4명 증가해 통계 작성 이래 가장 높았고, 사망자 수도 7만 9,153명으로 역대 가장 많았다. 사망원인 1위 역시 '암'이었는데, 1983년 통계 작성 이래 36년째다. 이쯤 되면 누구라도 공포를 느끼지 않을 수 없다. 암은 유일하게 인구 10만 명당 100명을 넘겼고, 2위 심장질환 62.4명보다 91.9명이나 많았다. 2위 심장질환과 3위 폐렴(45.4명), 4위 뇌혈관 질환(44.7명)을 합하면 152.5명으로 암 단일 사망원인의 사망률과 비슷하다.

이것은 2018년의 통계인데, 대한암학회의 '암 연구 동향 보고서 2023'을 인용한 2023년 12월 15일의 세계일보 기사를 보면 몇 가

물만 잘 마셔도 건강하게 오래 산다

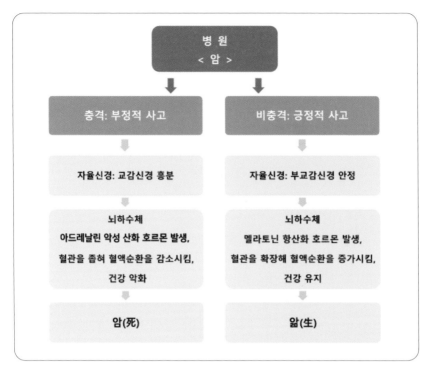

암과 앎의 개념도 | (주)대명바이오

지 희망 섞인 기대치도 엿볼 수 있다. '암 생존율 세계 최고 수준'으로 암 환자 10명 중 7명은 산다는 내용과 위암, 결장암, 직장암의 경우 OECD 국가 중 생존율 1위이고 폐암은 3위라는 내용이다.

2020년 기준 암 발생자 수는 24만 7,952명으로 20년 전인 2000년의 10만 3,056명 대비 2.4배 늘었는데, 그 이유는 수명이 증가하면서 일평생 암에 한 번이라도 걸릴 확률이 높아진 탓이라고 분석했다.

암 환자가 늘긴 했지만, 치료 기술의 발전으로 생존율도 꾸준히 올랐고, 암 환자가 진단 시점부터 5년 동안 사망하지 않고 생존할 '5년 상대 생존율'을 암에 걸리지 않은 일반인과 비교하면 2000년 46.5%에서 2020년 70.7%로 크게 올랐다. 그럼에도 암은 아직 우리

나라 국민의 사망원인으로 1983년 통계 집계 이래 40년간 부동의 1위 자리를 지키고 있다.

2020년의 암 유병자 수는 227만 6,792명으로 집계됐는데, 10년 전인 2010년의 96만 654명보다 2.4배 증가한 수치다. 암 유병자는 1999년 이후 확진을 받은 뒤 현재까지 치료 중이거나 완치된 사람을 말하며, 유병자가 10년간 2.4배 증가한 까닭은 국내의 암 발생률이 증가한 데 비해 암 사망률은 줄어들었기 때문으로 분석된다. 암 유병자가 230만에 가깝다는 사실은 환자와 가족을 포함하여 전 국민의 20%가 암과 연관이 있는 셈이며, 특히 65세 이상 암 유병자가 전체 인구의 13.4%나 차지하고 있어 더욱 체계적인 관리 정책이 필요하다.

2021년 암 사망자는 전체 사망자 31만 7,680명 중 26% 비중을 차지했고, 사망원인 2위의 심장질환보다 2배 이상 높은 것으로 나타났는데, 의학계에서는 이구동성으로 "암은 치료도 중요하지만, 예방이 더 중요하다."라고 강조한다. 특히 세계보건기구(WHO)는 흡연, 음주, 감염, 비만, 잘못된 식이 습관을 대표적인 암 발생 위험 요인으로 꼽고, 이 다섯 가지 생활 습관을 교정하면 암 발생의 30~50%는 예방할 수 있다는 사실을 강조한다.

'앎'은 암을 이기는 최고의 건강 비결

의학의 발달로 암의 발견이 쉬워졌지만, 암(癌) 판정을 받은 다음의 대응 방식이 중요하다. 골칫거리인 만큼 충격을 피할 순 없지만, 호랑이에게 물려가도 정신부터 차려야 한다는 말이 제격이다.

자칫 충격에 빠지면 자율신경계의 교감신경이 흥분하여 몸에서 노르아드레날린, 아드레날린 등 호르몬이 분비된다. 전신으로 혈액을

물만 잘 마셔도 건강하게 오래 산다

흘려보내기 위해 심장 박동이 빨라지고 혈압이 상승하며, 아드레날린은 장기로 흘러가는 혈액 순환을 급격히 감소시켜 면역기능을 위축시킴으로써 건강 회복을 방해한다.

특히 정신적 충격에서 벗어나지 못할 경우, 정신적 면역력이 급격하게 떨어지면서 삶의 의욕 저하와 함께 신체의 균형까지 허물어지기 일쑤다.

암 판정을 받으면 우선 정신부터 차리고 냉철한 자세로 암에 대한 체계적인 지식을 확보하는 일이 중요하다. 다시 말해 '앎'을 바탕으로 '암'을 극복하고 치유하는 방법을 찾아나가자는 것이다.

면역체계의 구축이 가장 시급하다. 먼저 정신적 면역체계를 통해 면역력을 떨어뜨리는 충격에서 벗어나야 한다. 정신부터 차리라는 말과 일치하는 대응인 셈이다. 암을 이길 수 있다는 용기와 자신감을 바탕으로 스스로 마음을 다잡아 평정심(平靜心)을 유지하는 정신적 면역은 암을 극복하고 건강을 회복하는 첫걸음이다.

이런 노력에 걸맞은 물질적 면역 활동이 뒤따라야 한다. 물질적 면역의 핵심은 '물'과 '단백질'이다. 몸이 좋아하는 충분한 수분과 적당한 단백질의 섭취를 통해 정상세포의 면역력을 강화함으로써 정상세포가 비정상의 암세포를 공격해 제압하거나 죽일 수 있도록 한다. 이것이 항상성(homeostasis) 치유이다. 비정상적인 암의 생리를 '앎'으로써 암을 이겨내는 기본적인 방법이다.

현대의학의 방사선 치료와 약물을 이용한 항암치료만이 최상의 방법은 아니다. 사람의 몸은 수분, 영양, 수면, 운동, 정신 등의 조건만 갖춰주면 정상세포가 가진 고유의 힘으로 몸이 스스로 비정상의 골칫거리인 암을 충분히 이겨낼 수 있다. 이런 치유 방식에서 대명바이오의 음(-)이온수 '니나 블루골드'도 주목받을 만하다.

병원 치료를 포기한 암 환자가 산이나 바다에서 건강을 회복하며 잘살고 있는 모습을 많이 만날 수 있는 텔레비전의 '자연인' 관련 프로그램도 같은 맥락이다. 병원에서 어떤 질병에 대해 진단받더라도 먼저 낙심하거나 충격을 받지 말고, 스스로 마음을 다잡고 다스리면서 삶의 용기를 잃지 말아야 한다.

항암 환자, 먹고 마실 수 있다면 희망적이다

암 환자는 대부분 물과 음식을 잘 섭취하지 못해 면역력이 급격히 떨어지는 바람에 건강을 회복하기 어려워 사망한다고 한다. 암 환자가 물과 음식을 받아들이지 못하는 이유는 약물치료와 방사선 치료로 몸이 극도로 지치기 때문이다. 몸이 지칠수록 물이든 음식이든 입으로 들어오는 것을 받아들이지 못하고 심각한 구토 증세를 나타낸다. 구토 증세는 몸이 심각하게 양(+)이온으로 산화되었다는 증거다.

이런 상태를 극복하려면 몸이 안정을 취할 수 있는 음(-)이온 흡수가 유일한 대안이며, '니나 블루골드' 역시 몸이 거부하지 않고 받아들이는 음(-)이온의 물이다. 음(-)이온은 산화작용을 촉진하는 양(+)이온을 중화시키는 성분으로 암 판정을 받은 사람들이 치료 전, 치료 중, 치료 후에 음(-)이온의 물을 마셨을 때 다음과 같은 몇 가지 희망을 바라볼 수 있다.

첫째, 음(-)이온수는 약물이나 방사선 등에 의해 양(+)이온으로 변한 몸을 안정화하는 데 효과적이므로 음식을 거부하지 않고 먹을 수 있게 하여 몸이 크게 지치지 않는 기본 면역력을 유지할 수 있다.

둘째, 항암 중 면역세포인 백혈구와 산소 운반세포인 적혈구가 정상범위에서 내려가면 항암을 중단하는 경우가 많으나 음이온수를 음용(飮用)하면서 치료를 받으면 백혈구, 적혈구 세포가 내려가지 않고 정상 수준을 유지하여 항암치료를 지속적·성공적으로 받을 수 있다. 임상실험 논문에서 음(-)이온수 음용으로 백혈구 40%, 적혈구 25%가 증가하는 것을 확인할 수 있다.

셋째, 항암치료 후 귀가하면 환자는 몸이 피곤하여 쉬어야 할 정도로 지친다. 음(-)이온수 마시고 항암치료를 받은 사람은 집에 돌아와 샤워하고 바로 외출할 정도가 된다. 세포가 항암을 극복할 힘이 있다는 증거다. 이런 사실은 서울 K대학교 방사선 방호 효과 임상실험에서 극명하게 드러난 내용이다.

일반수와 음(-)이온수를 각각 1개월씩 투여한 동물 임상실험에서 일반수 실험군은 방사선 투사 후 세포가 찢어지고 절반으로 깨어져 피투성이로 손상된 결과를 나타냈고, 음(-)이온수 실험군은 세포가 손상되지 않은 결과로 나타났다. 음(-)이온수를 투여한 동물의 세포는 외부의 충격에 손상되지 않고 강하다는 사실을 입증하는 결과다.

넷째, 약물을 투여하는 항암 환자들은 하품할 때 입에서 역겨운 약 냄새가 극심한데, 음(-)이온수 음용 환자는 약 냄새가 나지 않는다. 약물 복용으로 몸이 양(+)이온으로 변한 환경을 음(-)이온수 음용으로 양(+)이온을 중화시켰다는 증거다. 양(+)이온은 몸을 산성화시켜 건강을 악화시킬 수 있기 때문이다.

다섯째, 약물과 방사선으로 항암치료를 하고 나면 환자는 몸이 지쳐서 목소리가 정상적으로 나오지 않는데, 음(-)이온수를 마시면 금방 건강한 목소리로 되돌아온다. 항암치료로 몹시 다운된 목소리를 음이온수가 1주일 만에 정상적이고 건강한 목소리로 돌아오게 한다는 사실은 생체 활력을 통한 면역력의 증진(增進)으로 설명할 수 있다.

평생 연구한 물로 아내를 말기 폐암에서 구하다 ————

예순다섯 살의 아내는 2023년 폐암 말기 진단을 받았다. 집사람은 식용유로 튀김 만드는 일을 10년간 했는데, 그것이 원인인 듯했다. 2022년 말 기침이 심해서 감기인 줄 알고 병원에 갔더니 큰 병원으로 가보라고 해서 서울의 삼성병원으로 갔다. 진단 결과 폐암이라는 진단을 받았고, 그것도 말기라고 했다. 어떤 암이든 말기 암으로 건강을 회복하기란 기대하기 어려운 게 현실이다.

그러나 저자는 아내의 건강을 회복시킬 수 있다는 자신감을 가졌다. 왜냐하면 병원에서 포기한 수많은 사람을 내가 연구한 물인 '니나 블루골드'를 마시게 하여 면역력을 높임으로써 건강을 찾아주는 일을 30년 동안 해왔기 때문에 집사람이 폐암 말기라 해도 놀라지 않았고, 아내의 회복에 대한 자신감도 있었다.

암 진단을 받은 환자는 대개 충격을 받아 정신적 면역력이 급감해서 기운이 없어지고 식음도 멀어진다. 그래서 나는 집사람에게 가장 먼저 '암(癌)'을 '앎'으로 알면, 정신적 면역력이 살아나고, 용기가 생겨 죽을병이 아니라 이겨낼 수 있다는 사실을 알아듣게 말했다. 그러면서 하루 3리터의 물을 꼬박꼬박 챙겨 마시라고 했다.

저자는 당연하게 여겼지만, 아내가 하루에 3리터씩 '니나 블루골드'를 꼭 챙겨 마시도록 했더니 암 진단 후 4개월째부터 건강이 점차 회복되었다. 이것도 저자에게는 가족의 위기를 계기로 물이 사람을 살린다는 사실을 일깨워 준 천금 같은 기회였다. 물과 건강에 대한 저자의 신념을 더욱 굳건하게 해준 일임은 두말할 나위도 없다.

집사람의 폐암 발병의 원인은 식용유를 사용하여 생선이나 여러 가지 튀김을 만드는 일을 10년 동안 해왔기 때문이라고 짐작했다.

물만 잘 마셔도 건강하게 오래 산다

2023년에 학교에서 일하는 급식노동자들의 문제가 언론에 거론되며 사회에 큰 충격을 던졌는데, 저자는 아내의 경우와 비슷한 일이라고 생각했다. 오랫동안 학생들의 급식을 위해 식용유로 튀김 만드는 일을 하느라 식용유 증기가 폐로 흡수되어 폐암이 발생한 것이다.

저자가 30여 년간 음(-)이온수라는 특별한 물을 연구하고 생산하여 꺼져가는 생명을 지키고 건강을 회복시키는 일을 경험하지 않았다면, 암 진단을 받은 집사람은 어떻게 되었을까?

암 진단을 받자마자 온 가족들이 불안과 공포의 삶에서 벗어나기 어려웠을 것으로 생각한다. 저자가 물을 통해 수많은 사람의 값진 생명을 지키고 건강을 회복시켜 온 일은 말로 다 표현할 수 없는 값진 성과라고 생각한다. 따라서 지구촌 사람들의 건강에 희망의 등불이 될 수 있는 이 일을 후손 대대로 이어 나가야 한다고 다짐하며, 이보다도 더 좋은 일은 없다고 생각한다.

방사선과 약물의 항암치료에는 물이 필수다

암 환자는 악성종양을 치료하기 위해 방사선을 조사(照射)한다. 방사선의 목적은 암세포를 죽이거나 암세포 조직을 감소시키는 데 있다. 방사선 조사 이후에 발생하는 부작용도 만만찮다. 특히 복부나 복부 주변 방사선 조사 치료 후 발생하는 설사병도 부작용의 하나다. 그리고 약물 사용으로 탈모가 되기도 한다. 암세포를 강제로 죽여야 하는 현대의학으로선 어쩔 수 없는 선택이라 할 수 있다.

그런데 '빈대 잡느라 초가삼간 다 태운다'라는 말이 있듯이, 방사선 치료와 약물로 건강한 정상세포에까지 피해를 줘서 몸이 지치고 무기력해지며, 구토하거나 식음을 폐하는 일이 문제가 된다.

항암치료 후 부작용을 최소화하는 데는 음(-)이온수 음용이 무척 효과가 크다. 항암치료 전, 항암치료 중, 항암치료 후 언제든지 음(-)이온수를 음용(飮用)하면, 부작용 없는 치료는 물론 일상생활도 가능한 것을 수많은 암 환자들로부터 확인했고 치료 결과도 매우 좋게 나타났다.

　　이런 결과는 건국대학교 방사선 방호효과 실험에서 확인할 수 있다. 동물 임상실험에서 일반수 실험군과 음이온수 실험군에 똑같이 3주간 물을 음용시키고 방사선 조사를 했더니 일반수 실험군에서는 모든 세포가 사멸되고 피투성이가 되었는데, 음(-)이온의 '니나 수' 실험군에서는 세포가 피투성이로 변하지 않았다. 말하자면 항암치료에도 정상세포가 손상되지 않는다는 사실이 증명된 셈이다.

　　물 연구와 생산에 몰두해 온 30여 년 동안 저자는 암 환자들을 숱하

건국대학교

◎ 니나블루골드 혈청 생화학적 임상실험결과

	Normal Control	High fat + Tap water	High fat + DMBIO water
Cholesterol (콜레스테롤) Desirable ≤ 200 mg/dL (Borderline high 201–240 High > 240)	478	> 600	> 600
Triglyceride (트리글리세라이드) Desirable ≤ 150 mg/dL (Borderline high 151–200 High > 200)	12	149.5	106.0
HDL (고밀도 리포 단백질) (40-60 mg/dL)	11	42.0	37.7
LDL (저밀도 리포 단백질) Desirable ≤ 130 mg/dL (Borderline high 131–160 High >160)	51	171.5	117.5

LDL: Low-Density Lipoprotein, HDL: High-Density Lipoprotein, Triglyceride: 체내에 있는 지방의 일종
Desirable: 적절, Borderline high : 약간 높음, High : 높음

- 혈액 생화확분석결과 Tap water(일반수) 그룹에 비해서 DMBIO water(대명 니나) 그룹의 개체들이 TG(트리글리세라이드)와 LDL(저밀도 리포 단백질)이 낮게 나타남

건국대 실험 데이터

　　　　　　　　　　　물만 잘 마셔도 건강하게 오래 산다

게 만났다. 대략 꼽아봐도 병원에서 치료를 포기한 말기 암 환자 50%, 치료 중인 환자 10%, 치료 후 재활 중인 사람 20%, 병원에서 암 판정을 받고 병원 치료 대신 스스로 자연 치유르를 선택한 사람 20% 등이었다.

저자의 권유로 하루 2리터 정도 음(-)이온의 물을 챙겨 마신 분들 가운데 80% 넘는 사람들이 건강을 찾았고, 20년이 지나도록 건강한 삶을 누리고 있다는 사실을 암으로 어려움을 겪는 환우들에게 '암은 죽는 병이 아니다.'라는 희망의 씨앗으로 전달하고자 한다.

저자가 만난 환자분들 중에 불행히도 유명을 달리한 몇몇 분들에 대해 나름대로 원인을 분석해 보니 정신적 면역력이 부족했거나, 물이 생명을 살린다는 긍정적인 생각보다 부정적인 생각으로 물 마시는 데 소홀했던 경우가 많았다. 독성이 강한 약물의 남용으로 식음을 잘 받아들이지 못해 인체의 수분과 영양이 부족해짐으로써 면역력이 크게 떨어진 결과로 볼 수 있었다.

그런가 하면 병원 치료를 포기했던 말기 암 환자가 오히려 건강을 회복하는 사례도 많았다. 음(-)이온수 음용을 통해 인체 항상성(Homeostasis)을 높인 치유 결과로 판단할 수 있었다. 심지어 암 전문 병원에서 전신에 암이 퍼져 생존율이 10%도 되지 않는다고 판정했던 사람도 음(-)이온의 '니나 블루골드'를 생활화한 후 20년째 건강하게 살아가고 있다. 생명수인 물이 우리 생명과 건강을 지킨다는 사실을 깨닫는다면 병마로부터 불행을 겪는 일은 훨씬 줄일 수 있을 것이다.

집에서 키우는 화초가 말라비틀어져 죽어갈 때 물을 주면 살아난다. 그런데 현대인들은 약을 먹어야 사는 줄 안다. 정작 필요한 것은 약보다 물이 먼저다. 이렇게 생각을 바꾸는 사고의 전환이 절실하다.

암 환우의 총빌리루빈 수치로 입증된 '니나 수' 효능 ────

폐암, 골수암, 전립선암 진단을 받고 서울아산병원에서 2021년부터 항암치료를 받던 김웅규 님의 '니나 수' 음용(飮用) 사례가 놀라운 사실을 전한다. 특히 항암치료 초기 1,080이었던 총빌리루빈 수치가 '니나 수'를 하루 2리터씩 1개월 음용 후에는 0.7로, 2개월 음용 후에는 0.5로 나타났다는 결과가 서울아산병원의 '의무기록사본증명서'로 입증되고 있으며, 암 환우분들에게 꼭 전하고 싶다는 김웅규 님의 직접 증언과 체험수기로도 확인할 수 있다.

여러 가지 약물로 항암치료를 해야 하는 암 환우분들은 간의 해독 성능이 매우 중요하므로 흔히 황달 수치로도 일컬어지는 총빌리루빈 수치를 암 치유 효과의 지표로 삼기도 한다. 총빌리루빈(T-Bil)의 정상 수치는 0.2~1.2인데, 항암치료 초기 무려 1,080이었던 김웅규 님의 총빌리루빈 수치가 '니나 수' 음용 1~2개월 후에 각각 0.7과 0.5로 정상 수치가 되었다는 사실은 어떤 의미일까? 김웅규 님은 직접 작성한 체험기에서 다음과 같이 밝히고 있다.

"서울 사는 72세 김웅규입니다. 2021년 폐암, 골수암, 전립선암으로 서울아산병원에서 방사선과 약물 항암치료를 계속해 왔으며, 항암치료를 받던 중 2024년 지인으로부터 니나수가 좋다는 이야기를 듣고 구입해서 음용하게 되었습니다. 하루 2리터 1개월 음용한 결과 식욕이 돌아오고, 항암치료로 15kg 감소하여 50kg이었던 체중이 항암 전 체중인 65kg으로 회복되었습니다. 특히 항암 중에 혈청 암 수치를 나타내는 총 빌리루빈이 혈액 dL당 1,080이었는데 니나수 1개월 음용 후 총 빌리루벤이 혈액 dL당 0.7인 정상 수치(0.2~1.2)로 돌아왔습니다. 그리고 빌리루빈 수치가 높았을 때 평소 말을 하는 것이 둔하고, 말이 잘 나오지 않아서 힘들었는데 빌리루빈 수치가 정상으로 돌아와 이제는 대화하는 데 불편함이 없어졌습니다. 병원의 주치의도 놀라고 스스로도 믿어지지 않는 사실에 놀라웠습니다. 니나수 2개월 음용 후 다시 검사해 보니 총 빌리루빈 수치가 정상인 0.5로 나타나 너무나 행복했습니다. 현재도 건강한 삶을 살고 있습니다."

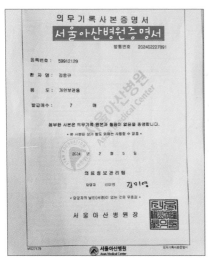

서울아산병원 의무기록사본증명서

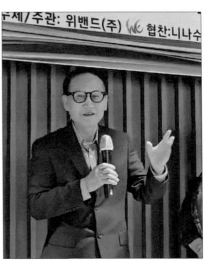

직접 증언하는 김웅규 님

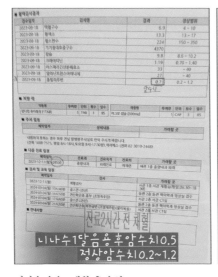

니나수 음용 1개월 후 수치 0.7

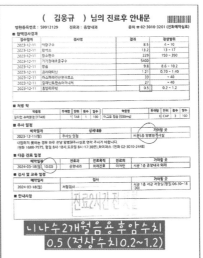

니나수 음용 2개월 후 수치 0.5

김웅규 님의 체험 사례

성 명	김 웅 규	성 별	남
주 소	서 울 시		
연락처		작성일	2024.05.16
체험기간	2024년 ~ 현재		
체험 전 병명	폐암, 골수암, 전립선암		

서울 사는 72세 김웅규입니다.

2021년 폐암, 골수암, 전립선암으로 서울아산병원에서 방사선과 약물 항암치료를 계속해 왔으며, 항암치료를 받던 중 2024년 지인으로부터 니나수가 좋다는 얘기를 듣고 구입해서 음용하게 되었습니다.

하루 2리터, 1개월 음용한 결과 식욕이 돌아오고, 항암치료로 15kg 감소하여 50kg이었던 체중이 항암 전 체중인 65kg으로 회복되었습니다.

특히 항암 중에 혈청 암수치를 나타내는 총 빌리루빈이 혈액 dL당 1080이었는데 니나수 1개월 음용 후 총 빌리루빈이 혈액 dL당 0.7인 정상 수치(0.2~1.2)로 돌아왔습니다. 그리고 빌리루빈수치가 높았을때 평소 말을 하는 것이 둔하고, 말이 잘 나오지 않아서 힘들었는데 빌리수빈수치가 정상으로 돌아와 이제는 대화하는 데 불편함이 없어졌습니다. 병원의 주치의도 놀라고 스스로도 믿어지지 않는 사실에 놀라웠습니다.

니나수 2개월 음용 후 다시 검사해 보니 총 빌리루빈 수치가 0.5인 정상으로 나타나 너무나 행복했습니다. 현재도 건강한 삶을 살고 있습니다.

KBS 다큐에서 음이온이 양이온(산성화) 된 피를 맑게 한다는 건강 관련 임상 실험 내용을 보았습니다. 니나수가 음이온수라고 하는데, 음이온이 몸에 좋다는 것은 세상 사람들이 다 알고 있지만 이렇게 기적같이 도움이 될 줄 누가 알겠습니까?

이렇게 짧은 시간에 기적같이 건강이 회복되니 너무나도 행복하고 많은 환우들에게 이런 사실을 공유하고자 이 글을 씁니다. 많은 분의 건강에 도움이 되기를 바랍니다. 저의 병원 기록도 공유가 가능하니 궁금하신 분들은 대명바이오로 문의 바랍니다.

2024.5.16 김 웅 규

물만 잘 마셔도 건강하게 오래 산다

고혈압,
평생 약을 달고
살아야 할까?

● 사람의 핏줄은 96,000km로 지구 두 바퀴의 길이라고 한다. 동맥과 정맥을 제외한 90% 이상의 혈관이 말초혈관(실핏줄)으로 말초혈관이 막히거나 좁아지면 심장에서 1분에 80~100번을 분사하는 피[血]가 원활하게 순환이 되지 않으면서 혈관에 압박이 생긴다. 대부분 나이가 많아서 발생하는 본태성 고혈압이라 하고, 혈관에 콜레스테롤 중성지방 혈전들이 쌓여서 발생한다.

나이가 들수록 혈압에 대한 문답이 일상화되고 있다. 지금까지 대개 혈압 강하제를 비상조치 삼아 살아가는 경우가 많았고, 결국은 혈압을 고착화시키게 된다. 혈압의 관리에서 의약(醫藥)은 생명을 지키는 비상조치로서 큰 장점이 있지만, 지구 두 바퀴의 길이나 되는 혈관을 말끔하게 또는 속 시원하게 청소하지는 못한다.

피는 95%가 물이다. 물을 마시면 혈액이 된다. '혈액화'라고 할 수 있다. 지금까지 피는 산소, 영양, 불순물과 백혈구, 적혈구 세포를 운반해 왔다. 이런 역할이 피의 기본적인 기능이었다면 이제부터는 피가 한 차원을 뛰어넘어 혈관을 청소하는 역할을 하도록 만들어야 한다.

그렇다면 어떤 물을 마셔야 할까?

어떤 물을 마셔야 혈관을 청소하고, 혈관의 나이를 젊게 만들어 혈압을 낮추고, 혈압의 위험에서 벗어나 살아갈 수 있을까?

지난 30여 년 동안 저자는 이 질문에 대한 답을 음(-)이온수에서 찾아냈다. 음(-)이온수의 특징은 계면활성(界面活性)의 역할이다. 물을 마시면 혈액 성상에서 계면활성이 일어나 콜레스테롤과 지방 혈전들을 분해한 다음 '소변화(小便化)"시킨다. 물의 큰 장점인 셈이다.

생선이나 육(肉)고기의 지방질은 세정제로만 세척이 가능하다. 세정제는 화학적 계면활성이며, '니나 블루골드' 같은 음(-)이온의 물은 천연(天然) 계면활성이다. 따라서 음(-)이온의 물은 몸에 아무런 부작용도 없이 혈압을 예방하고 치유하는 것이 큰 장점이라고 할 수 있다.

누구나 음(-)이온의 물을 1~3개월 음용 후 측정해 보면 혈관의 나이가 어떻게 젊어지는지, 혈압은 얼마나 감소하는지 큰 변화를 느낄 수 있다. 음(-)이온의 물을 마시면 패스트푸드 먹거리 문화가 일상화된 현대를 살아가는 사람들이 혈압의 고민과 혈관질환의 위험에서 벗어나는 삶이 가능하다고 본다. 하지정맥류가 있는 사람들이 음(-)이온수를 3개월 이상 마신 후 하지정맥류 증세가 없어지는 경험을 했다고 증언한 사례들이 이를 뒷받침한다.

몸이 원할 때 마셔야 효과적인 물

어른의 하루 물 섭취량은 본인 체중의 4%가 적정량의 기준이다. 따라서 몸무게에 따라 적정량을 마셔야 한다.

적정량의 물은 한마디로 인체의 신진대사에 필요한 양이다. 소변과 호흡, 그리고 피부로 빠져나간 수분을 다시 채우기 위해서는 적정량의 물이 필요하다는 점이 매우 중요하다.

특히 잠을 자고 일어난 후 아침 식사 전에 마시는 물은 4~500cc 정도가 좋다. 잠을 자는 동안 땀과 호흡으로 수분이 손실되고, 소변으로도 많이 손실되기 때문에 부족해진 수분을 빨리 채워야 몸이 편해진다.

낮에 활동하는 동안에는 언제 물을 마시면 좋을까? 특별히 정해진 시간은 없다. 구강(口腔)의 갈증을 통해 몸이 물을 찾고 필요로 할 때 수시로 마시는 것이 좋다.

식사 전, 식사 중, 식사 후 언제든 물을 마시고 싶다는 생각이 들 때 물을 마셔야 한다. 물을 마시고 싶다는 생각은 몸에 물이 필요해서 스스로 물을 찾는 신호다.

식사 중 마시는 물 1~2컵은 소화 효소를 돕는다. 그러나 식사 중에 물을 1리터 이상 퍼마신다면 오히려 소화력을 감소시킬 수도 있다. 왜냐하면 위에 음식이 들어오면 위산이 분비되어 살균작용과 함께 소화 효소를 활성화하는데, 이때 수분 섭취량이 지나치면 원활한 위의 소화 활동에 지장을 주기 때문이다.

pH 2.5의 강산성인 위산(胃酸)은 위를 자극하여 위염을 발생시킬 수 있으므로 식사 중의 적당한 수분 섭취는 위의 산도를 감소시켜 소화를 돕고 위를 보호한다.

사람의 몸은 과학적으로 움직이는 조직체다. 밥 따로, 물 따로가 아니라 통합된 체계로 움직이기 때문에 몸이 물을 찾을 때 즉시 마셔야 원활한 신진대사로 건강한 생활에 효과적이다. 평소 소변을 맑게 보는 생활이 평생 건강을 보장받는 길이며, 인류의 영원한 자연 백신인 물의 역할임은 두말할 나위도 없다.

더욱이 콜레스테롤과 지방 혈전들을 분해한 다음 '소변화(小便化)"시키는 계면활성의 역할이 특징인 '니나 블루골드' 같은 음(-)이온의 물이라면 금상첨화(錦上添花)라고 할 수 있지 않을까?

하루에 2.5~3리터의 체내수분이 체외로 빠져나간다. 최근 의학계에서도 이렇게 빠져나가는 수분을 매일 채워주는 것이 신진대사에 좋고, 건강한 생활에 도움이 된다며 권장하고 있다. 따라서 인체가 좋아해서 마음껏 받아주는 음(-)이온의 물을 찾아서 마시면 건강한 삶을 누릴 수 있다고 확신한다.

물만 잘 마셔도 건강하게 오래 산다

●

당뇨와 당뇨합병증
막을 수 있다

● 당뇨는 국가와 국민이 함께 고민해야 할 문제이다. 대개의 질병이 마찬가지지만, 당뇨 역시 치료하려면 먼저 당뇨에 대한 지식이 있어야 한다. 자신이 당뇨병을 가지고 살면서도 대부분은 어떤 형태의 당뇨인지 모르고 산다. 당뇨는 어떤 질병인지 차근차근 살펴볼 필요가 있다.

옛날부터 당뇨는 잘 먹는 데서 오는 부자병이라고 했다. 헐벗고 굶주리는 백성들의 삶을 '보릿고개'라고 하던 시절은 까마득한 옛날이 되었다. 보릿고개가 전설의 고향이 되었는가 하면 육류 무한리필 등 먹거리 문화가 비집고 들어와 적어도 먹는 문제만큼은 빈부격차를 무색하게 만들고 있다. 오히려 오늘날은 서민들이 부자보다 더 많이 먹고 비만, 당뇨, 혈압 등 만성질병에 무방비 상태로 노출되어 힘든 삶을 꾸려간다는 주장도 나온다.

당뇨는 크게 1형과 2형이 있다.

1형 당뇨는 췌장에서 인슐린을 생산하지 못해서 인슐린을 공급해야 하는 인슐린 의존형의 위중증 당뇨로서 전체의 20% 정도다.

2형 당뇨는 췌장에서 정상으로 인슐린은 생산하지만, 혈액 성상 포도당과 인슐린이 수용(결합)되었을 때 수용된 포도당은 세포 에너지로 변화되지만, 수용되지 않는 포도당은 소변화되어 배출되는 바람에 영양결핍으로 이어진다.

포도당의 수용을 방해하는 이유가 문제다. 잘 먹기 때문에 먹는데서 오는 콜레스테롤 중성지방 혈전들이 많아서 인슐린과 포도당의 수용을 방해한다. 이러한 불순성분들을 소변화시켜 피를 맑게 유지해야 정상이다.

맑은 소변은 피가 맑다. 다시 말해 수분을 충분히 마셔 맑은 소변을 보게 되면 피가 맑고, 포도당과 인슐린 수용이 쉬우며, 인슐린 반응 후 세포의 영양 흡수도가 높아지는 것이 당뇨의 근본적 예방과 해결책이다. 과식하지 않는 음식물 섭취의 습관과 걷는 운동을 생활화하는 습관도 필요하다.

당뇨에 대해서는 지금까지 공포에 가까울 정도의 인식에도 불구하고 불명확하고 애매모호하기만 하다. 당뇨는 불치병이고 눈이 안 보이며, 소변 안 나오고, 발이 괴사하는 합병증으로 이어져 암보다 더 무서운 병이라는 식이다.

그러나 당뇨의 실체를 제대로 알면 치유의 길도 보이게 마련이다. 암을 극복하는 비결이 '앎'이듯이 당뇨의 치유에서도 '앎'이 균형 잡힌 '삶'을 위한 선결(先決) 조건이다. 어떻게 하면 당뇨와 당뇨 합병증을 예방할 수 있을까?

충분한 수분 섭취를 바탕으로 맑은 소변을 배출하는 생활을 한다면 당(糖)수치를 낮출 수 있고 합병증을 예방할 수 있다. 저자는 지난 30여 년의 경험을 통해 당뇨에 시달리는 사람들에게 90일 동안 음(-) 이온의 '니나 블루골드' 음용(飮用)을 실천하게 하여 확인할 수 있었다. 당뇨는 결코 불치병이 아니다.

한방(韓方)에서는 당뇨를 소갈병(消渴病)이라 한다. 목이 마르는 병이다. 인체에 물이 절실히 필요하다는 신호로 보아야 한다. 그래서 물을 많이 마시는 습관이 당뇨 예방에 도움이 되고, 당뇨를 치유하는 데도 피를 정화하기 위한 물이 우리 몸에 필요하다는 뜻으로 생각된다. 음(-)이온의 '니나 수'는 체내에 수분을 충족시켜 주므로 당뇨인들의 건강에 희망의 메시지라고 하겠다.

불포화지방도 과유불급

포화지방은 더 이상 탄소가 수소를 받아들일 수 없도록 모든 탄소가 수소와 결합한 구조이다. 불포화지방은 수소가 비어 있는 자리에 탄소가 붙어 이중결합 또는 삼중 결합 구조가 남아 있는 지방을 말한다. 대체로 알려진 불포화지방은 물고기, 오리고기 등 동물성 지방과 견과류, 참기름, 들기름 등 일상생활에서 음식이나 먹거리로 흔히 접하는 것들이다.

많은 사람이 불포화지방산이 좋은 줄만 알고 많이 섭취하고 있다. 일본의 한 생명과학연구소에서 연구·발표한 내용을 보면, 불포화지방산이 혈액 1dL당 3나노몰(nmol)일 때는 건강하고, 3나노몰(nmol)을 초과하면 몸에 경증질환이 발생하며, 5나노몰(nmol)을 초과하면 중증질환이 발생한다고 한다.

말하자면 아무리 건강에 좋다고 해도 지나치면 오히려 나쁘다는 과유불급(過猶不及)의 논리 그대로다. 다시 설명하자면 인체에 불포화지방산이 많아지면 이중, 삼중의 결합으로 활성산소(O_2^-)와 만나 몸을 과하게 해치는 인체의 조폭 과산화 지질을 생성한다. 말 그대로 세포를 과하게 산화시켜 돌연변이 세포, 암세포, 염증세포를 발생시킨다는 내용이 핵심이다.

실제로 저자는 수십 년 동안 찾아오는 환자들과 상담하면서 "나는 아픈 데가 많아서 걸어 다니는 종합병원이다."라고 자처하는 사람들에게서 식습관의 공통점을 확인할 수 있었다. 생선 없이는 밥을 못 먹는다거나 오메가3 같은 건강식품을 과하게 먹는 식습관(食習慣) 따위다.

그러면서 물도 잘 마시지 않는다고 하는 사람들일수록 특별히 건강이 좋지 않다는 공통점도 발견할 수 있었다. 불포화지방산이 건강하지 못한 사람들에게는 오히려 해가 되기 때문에 저자는 적당히 먹을 것을 권장하거나 강조해 왔다.

불포화지방은 음식으로 섭취하여 위로 유입되거나 증기로 호흡하여 폐로 유입되는 두 가지 경우가 있다. 위(胃)로 들어가는 경우 피로 흡수되어 몸 전체에 악영향을 끼칠 수 있고, 폐(肺)로 들어가는 경우 폐에 직접 악영향을 끼칠 수 있다.

최근 학교 급식 종사자들이 식용유로 튀김 요리를 할 때 불포화지방 증기를 과하게 흡수하여 폐암, 폐질환 등의 피해가 발생한 산업재해에 대해 크게 보도되었고, 당국에서는 학교 급식에서 매일 내놓던 튀김 요리를 1주일에 2회 이하로 최소화하고 환기시설 개선과 조리환경의 개선 등에 관한 조처도 발표했다.

사람이 마시는 물의 과학과 진실

2012년 부산시 '물의 날' 행사에 부산대, 경성대, 국립부경대의 물 관련 전문 교수들이 참여했고, 저자도 부산 여성지도자클럽 회장의 추천에 따라 물 전문가로 초대되어 참석했다. 패널로 참석한 부산대 교

물만 잘 마셔도 건강하게 오래 산다

수는 수영만과 낙동강을 깨끗이 해야 한다고 주장했으며, 경성대 교수는 낙동강 하류의 오염수를 수돗물로 공급해서 부산시민의 수명이 전국에서 제일 짧다고 주장했다. 국립부경대 교수의 발표는 '물의 생명은 면역력에 가치가 있다,'라는 내용이었다.

물 전문가로 참석한 저자는 각 대학 교수들의 발표 내용에 대한 반론(反論)을 겸해 나름대로 의견을 밝혔다.

"수영만과 낙동강은 지자체 정부에서 평소 깨끗하게 관리해야 하는 것이 기본이고, 부산시 수돗물로 인해 부산시민들이 전국에서 수명이 제일 짧다는 주장은 오해입니다. 이유는 간단합니다. 빗물은 사람이 먹는 생명수로서 아무런 가치도 없습니다. 빗물이 강을 타고 흐르면서 흙과 모래, 자갈 등에서 이온화되는 미네랄을 함유했을 때 생명수가 됩니다. 부산의 수돗물은 발원지가 태백산이고 수백 킬로미터를 흘러서 미네랄이 형성된 물인 데다 부산시 정수장에서 정수하여 세계 보건 기준치에 적합한 물이기 때문에 부산의 수돗물은 부산시민에게 공급하는 질 높은 물입니다."

350만 부산시민들의 생명수인 수돗물을 불신에서 벗어나게 해야 한다는 저자의 소신을 담아낸 발언이었다. 불포화지방이 그렇고, 특정한 음식에 대한 편견이 그렇듯이 물에 대해서도 불신이나 편견은 금기라는 생각이 든다. 저자가 30여 년에 걸쳐 음(-)이온의 '니나 골드블루'를 연구하고 개발하여 생명수로 세상에 내놓았고, 그런 음(-)이온수를 생명수로 마시며 건강을 챙긴다면 더할 나위 없겠지만, 어떤 경우든 불신이나 편견 또는 과유불급은 전혀 도움이 되지 않는다는 점을 강조하고 싶다.

가정이나 업소, 공장에서 식용유를 취급할 때 식용유 증기가 호흡을 통해 폐로 들어가지 않도록 외부 배출을 유도하고, 동시에 꼭 마스

크를 쓰는 생활이 매우 중요하다고 강조한다. 그리고 건강한 음식 문화에 불포화지방이 최선이라고 유난을 떠는 대신 과유불급의 교훈이 필요하다는 사실을 기억해야 한다.

과유불급과 관련한 사례를 한 가지 더 보탠다.

바다를 끼고 사는 사람들은 생선을 접하기 쉽지만, 날마다 생선 요리는 좀 지나치다고 생각한다. 실제로 저자의 조카는 울산 울주의 바닷가 마을에서 태어나 평생 바다에서 물고기를 잡고 횟집을 운영하며 살았다. 조카는 생선이 없으면 밥을 못 먹는다며 매일 같이 즐겨 먹었다고 한다.

"생선도 좋지만 과하게 먹으면 큰 병이 올 수도 있다네."

저자가 조카에게 이런 충고도 했지만, "생선 좋다는 것은 세상 사람들이 다 알고 있잖아요?" 하며 들은 척도 하지 않았다. 그러다 얼마 후 병원 치료조차 불가능한 암(癌)으로 젊은 나이에 세상을 하직하고 말았다.

약으로 고칠 병, 음식으로도 고친다

"음식으로 고칠 수 없는 병은 약으로도 고치지 못한다."라고 했던 사람은 의성(醫聖)으로 일컬어지는 그리스의 히포크라테스다. 그러니까 음식을 통해 면역력이 생겨야 질병을 예방하고 병이 낫는다는 말이다.

음식의 3대 영양소인 단백질, 탄수화물, 지방이 인체의 면역을 세운다. 물은 5대 영양소인 미네랄을 통해 세포 활성화로 면역을 세운다. '물이 생명'이라고 했던 설명처럼 물을 통해 세포에 미네랄이 유입되면 미토콘드리아는 미네랄을 통해 활동하고, 미토콘드리아는 세포에 유입된 단백질, 탄수화물, 지방을 연소시키므로 세포는 $0.0028w/cm^2$라는 전기를 일으킨다. 이 작은 전기가 사람의 체내에서는 강한

물만 잘 마셔도 건강하게 오래 산다

에너지로 작용하는데, 이 에너지가 면역의 본질이다.

피부와 다리, 팔 등 몸의 세포에는 미토콘드리아가 몇 개씩밖에 없지만, 생명의 중심에 있는 심장, 폐, 뇌에는 세포 내에 미토콘드리아가 각각 200~300개씩 있어서 생명을 지킨다.

어떤 질병도 면역력이 있으면 낫는다.

우리 몸의 질병은 염증 세포이다. 면역력이라는 정상세포가 힘이 있으면 우리 몸에 활성산소의 과유불급으로 생기는 암세포, 염증세포를 공격해서 죽인다. 또한 암세포와 염증세포의 분열(확산)을 막아서 우리 몸 스스로가 질병을 예방하고 치유한다.

앞서 언급한 히포크라테스의 명언은 '음식이 곧 최상의 치료제다.'라는 뜻으로 이해할 수 있다. 저자는 평생 생명수를 연구하며 불치(不治)·난치(難治)의 환우들과 만나왔고, 환우들의 건강을 찾는 데는 물이 최상의 답이라는 사실을 확인할 수 있었다. 두말할 나위 없이 2,500년 전 히포크라테스의 말이 21세기를 살아가는 인류에게도 커다란 교훈이 된다.

치매,
물 제대로 마셔야
걸리지 않는다

치매(癡呆, Dementia)가 현대 사회의 골칫거리가 된 지는 오래다. 노인성 질환의 결정판이나 다름없다는 치매는 뇌의 인지 기능 장애로 인해 일상생활을 스스로 유지하지 못하는 상태의 질병이다.

치매관리법까지 있어서 '퇴행성 뇌 질환 또는 뇌혈관계 질환 등으로 인하여 기억력, 언어능력, 지남력(指南力), 판단력 및 수행능력 등의 기능이 저하됨으로써 일상생활에서 지장을 초래하는 후천적인 다발성 장애'로 정의한다. 치매에는 알츠하이머병이라 불리는 노인성 치매와 중풍 등으로 인해 생기는 혈관성 치매가 있고, 그 밖에도 다양한 원인에 의한 치매가 있다.

노인들의 걱정 중에 '치매에 걸리지 말아야지' 하는 걱정이 여생의 가장 큰 걱정거리라고 할 만큼 치매는 치료와 간병 등에 있어 가정의 문제를 넘어 공공의 과제로 등장하기에 이르렀다. 그런데 치매도 알고 보면 뇌세포의 수분 부족이다.

노인이 되면 화장실 가는 것이 귀찮아서 물을 의도적으로 마시지

물만 잘 마셔도 건강하게 오래 산다

않는 경우가 많다. 또 몸이 물을 구하는 신호인 구강 갈증 기능도 떨어지다 보니 몸 전체가 만성 탈수로 이어진다.

만성 탈수 현상은 팔, 다리가 저리고, 뇌세포 기능이 떨어져 정신이 오락가락하는 증세로 나타난다.

2010년 미국의 로스앤젤레스에서 저자는 한인 노인 아파트에서 3,000여 명의 노인들을 한 자리에 모셔놓고 〈치매, 걱정 없다〉는 제목으로 강의한 적이 있다. 대단지 아파트의 노인회장과 그레이스 한 미국 여성경제인회 회장께서 주선한 행사였다. 오랜만에 대강당의 한자리에 모인 노인들은 서로 안부를 묻고 대화하느라 강의를 들으려 하지 않았다. 저자가 마이크에 대고 여러 번 "치매는 걸리지 않는다!"라며 크게 소리치고 나서야 쳐다보기 시작했다.

겨우 분위기가 조용하게 가라앉고 나서야 강의를 할 수 있었고, 문답식 강의 내용으로 노인들을 유도했다.

"방바닥에 풀(똥)칠하고 죽을 것입니까, 풀칠 안 하고 죽을 것입니까?"

"풀칠 안 하고 죽겠습니다."

다들 이구동성의 대답이었다.

"풀칠하고 돌아가실 분 손들어 보세요." 했더니 그 많은 사람 중에 손드는 사람은 단 한 사람도 없었다. 노인들에게 다음 질문을 던졌다.

"비가 오지 않고 가물면 살 수 있는 생명이 있습니까?"

"가물면 다 죽지."

이번에도 노인들의 대답은 이구동성이었다.

"지금부터 저를 3분만 쳐다보면 누구도 치매에 걸리지 않습니다."

그랬더니 노인들은 쥐 죽은 듯 조용해졌고, 모두 저자를 쳐다보았다. 저자는 고함이라도 지르듯 노인들에게 당부했다.

"젊을 때처럼 몸과 머리가 가물지 않도록 매일 7~8잔씩, 하루 2

리터의 물을 꼭 마시세요. 치매에 걸리는 것보다 물 잘 마시고 화장실 가는 것이 더 낫지 않습니까? 치매에 걸리면 마지막 인생을 자식들과도 등지고 비참하게 떠나야 하니 제발 물 잘 마셔서 몸을 가물게 하지 마십시오."

그리고 노인들에게 마지막 질문을 던졌다.

"방바닥에 풀칠 안 하고 사실 분들 손 들어 보세요."

노인들이 모두 양손을 치켜들고 "이제 알았어요." 하며 큰 소리로 대답했다. 저자는 10여 분의 짧은 시간에 노인들에게 만성 탈수를 예방하여 근본적으로 치매에 걸리지 않도록 깨닫게 하는 데 성공할 수 있었고 노인들의 반응을 보고 보람도 느꼈다.

고령화 시대를 맞은 한국도 치매 환자가 급격히 증가하고 있으며, 국가가 고민해야 할 큰 과제라 할 수 있다. 2015년의 치매 관리비만 해도 연 16조 원으로 가족들의 경제적 손실도 천문학적인 규모다.

치매를 근본적으로 극복할 수 있는 길은 몸이 좋아서, 몸이 스스로 갈증을 일으켜 노인들이 물을 찾아서 마실 수 있도록 몸에 맞는 물을 공급해서 만성 탈수를 예방하는 방법이 가장 현명하다. 몸에 맞는 물로 만성 탈수를 예방하면 노인들이 치매뿐만 아니라 다양한 만성질환에서 근본적으로 벗어날 수 있다. 오락과 운동이 치매 예방에 조금은 도움이 될 수 있을지라도 본질적인 대책이 될 수 없다면 몸에 맞는 음(-)이온의 물에 눈을 돌려야 한다.

지난 30여 년 동안 저자는 음(-)이온수인 '니나 블루골드'를 연구·생산해 오면서 치매 환자들과 정신질환자들에게 1~3개월 마시도록 했다. 일반수와 달리 누구나 음(-)이온수를 1~2컵 마시고 나면 또 마셨으면 하는 갈증이 생겨서 스스로 물을 마시게 된다는 사실도 확인했다. 나이와 상관없이 중증 치매 환자가 정상으로 돌아온 사례가 8~90%나 된다면 믿을 수 있을까?

2020년에 저자는 강원도의 한 지방자치단체 군수와 의료원장, 치매안심센터의 공무원들을 모두 설득하여 치매 환자들의 치유를 위해 음용의 음(-)이온수를 공급한 적이 있었다. 치매안심센터 공무원들이 센터의 환자와 재가(在家) 치매 환자들에게 직접 물을 가져다주었다. 그러다 2022년 지자체 선거에서 군수가 바뀌고 나니 공급이 중단되었다. 아무리 좋아도 정치적 입장으로 다가가고 판단하는 현실이 정말 안타깝고 대한민국이 한심스럽기도 했다.

현재 치매 환자 관리에 들어가는 비용의 10~20%만 음용수 공급에 배분하여 체계적으로 마실 물을 관리하면 대한민국을 치매 청정지역으로 만들어 낼 수 있고, 국민경제와 국가의 경제발전에도 도움을 줄 수 있다.

중앙정부는 물론 지방자치단체에서도 노인들의 만성 탈수를 관리하여 치매를 예방하는 정책에 시급히 적극적으로 나서야 한다. 이런 명백한 방법을 외면한다면 정부와 지자체의 직무 유기라는 비판을 면하기 어렵다.

음(-)이온수, 중풍과 욕창에도 효과

중풍으로 인해 혈관성 치매가 발생한다고 앞에서 설명했는데, 중풍으로 쓰러져 거동할 수 없는 환자들이 중풍보다 더 힘들어하는 질병은 바로 욕창이다. 거동할 수 없는 환자들은 두어 시간 간격으로 몸을 뒤집는 등 움직여 주어야 욕창을 어느 정도 예방할 수 있다. 그렇게 해도 욕창이 생기는 경우가 비일비재하다.

　욕창은 장시간 누워있을 때 등의 피부가 몸무게에 짓눌려 혈액 순환이 잘되지 않고 세포에 염증이 생기면서 등에 주먹만 한 염증이 발생한다. 발생한 염증의 치료가 불가능해지고 환자는 치명적인 고통을 겪다가 세상을 달리하게 되는 무서운 질병이다.

　경상북도 경주시 산내면에 '사랑의 보금자리'라는 노인 보호시설이 있다. 그곳의 노인들이 욕창에 걸려 인근에 있는 보람병원에서 치료한다는 어려운 사정을 전해 듣고 저자는 최만호 원장을 찾아가 욕창 환자를 비롯한 50여 명의 노인들이 마실 음(−)이온의 '니나 블루골드'를 무상으로 공급하였다. 음(−)이온수를 2~3개월 마신 후 욕창이 눈에 띄게 낫고, 더 이상 욕창 환자도 발생하지 않았다.

　승합차로 30분 거리인 보람병원에 욕창 환자들을 태우고 가서 매주 치료를 받도록 하는 힘든 일이 없어졌다는 사실이 만족스럽기도 했거니와 만성탈수에서 벗어날 수 있는 음(−)이온수의 중요성을 다시 한 번 깨달을 수 있는 계기였다.

　음(−)이온수는 일반수와는 달리 우리 몸의 세포가 좋아하는 물이다. 마실 때 거부감이나 포만감이 없어 원하는 만큼 마음껏 마실 수 있고, 구강의 갈증 신호를 통해 몸이 원하는 대로, 세포가 필요로 하는 충분한 물을 마실 수 있다.

　우리 몸의 세포는 물이 충분할 경우 세포 내 수많은 분자의 구조와 위치를 바로 세워서 세포 고유의 기능을 발휘한다. 말하자면 인체의 면역력이 높아졌다는 의미이기도 하다. 또 인체에 물이 부족해서 이상이 생겼던 사람들의 몸에 물이 충족되면 말초혈관에까지 혈액 순환이 활발해져 우리 몸 전체의 세포에 영양과 산소 전달이 원활해지면서 면

물만 잘 마셔도 건강하게 오래 산다

역력 향상으로 이어진다. 이러한 물의 역할로 미뤄볼 때, 물은 생명 유지의 주인공이자 면역의 중심이고 본체라는 사실을 알 수 있다.

우리는 알게 모르게 우리 몸에 물이 부족한 만성 탈수 상태로 생활하고 있다. 만성 탈수 상태에서 벗어나려면 몸이 좋아하는 물을 하루에 체중의 3~4%정도 마시는 생활이 필수적이다. 만성 탈수 상태를 근본적으로 예방해야만 인체 항상성(homeostasis)에 따른 치유력이 높아지면서 질병으로부터 자유로운 삶을 살 수 있다. 이런 사실은 '니나 블루골드' 유튜브(youtube) 영상에서 숱하게 만날 수 있고, 저자는 지난 30여 년 동안 직접 확인해 온 일이기도 하다.

세계보건기구(WHO)가 조사한 인류의 사망 원인 85%가 고혈압, 당뇨, 중풍 등 만성 질병이고, 만성 질병의 경우에도 대부분 만성 탈수 때문에 사망한다고 밝힌 바 있다. 결국 만성 탈수를 예방하는 생활이 건강하고 행복한 인생의 지름길이라는 뜻이다.

갈증을 느끼는 시점에 물을 마시지 않고 지나치는 생활을 반복하며 1개월을 경과하면 만성 탈수라고 한다. 갈증을 느끼고 물을 마시는 것은 당연하지만, 물이 면역이고 물이 내 생명을 지킨다는 생각으로 내 몸에 맞는 물을 마신다면 아프지 않고 건강하게 생활할 수 있다. 내 몸에 좋은 음(-)이온의 '니나 골드블루'가 필요한 이유이다.

심혈관·폐 질환 예방하고, 돌연사 막을 수 있다

돌연사는 심장과 폐 활동 정지로 갑작스럽게 사망하는 경우다. 사망 2위가 돌연사라고 할 만큼 흔히 일어날 수 있는 일이다. 일상생활 중에 사망하기도 하고, 잠을 자다 밤중에 사망하기도 한다. 심장 정지로 사망하는 경우 심장 부근의 관상동맥 혈관이 좁아져 혈액순환을 막아버린 경우가 많다. 폐 정지 돌연사는 평소 폐 기능이 저하된 상태로 지내다 발생한다. 심장은 심장 부근에 있는 3개의 관상동맥 혈관에 튜브(파이프)를 넣어서 혈액순환이 이루어지게 하는 응급조치로 생명을 이어간다.

돌연사를 본질적으로 예방하려면 평상시에 물을 잘 마시는 생활습관이 중요하다. 폐도 심장도 세포조직이고, 세포는 90% 이상 수분이 충족되었을 때 원활한 기능을 하며 건강을 유지할 수 있다. 관상동맥 등 혈관질환은 콜레스테롤, 중성지방, 혈전 등이 원인이다. 평소 충분한 물을 마시고 적당한 운동으로 혈액 관리를 잘한다면 돌연사는 얼마든지 막을 수 있다.

혈액 관리는 혈관 관리라고 할 수 있다.

마시는 물이 혈액이 된다. '혈액화(血液化)'다. 소변이 맑아지도록 충분한 물을 마시면 혈액의 흐름을 원활히 유지할 수 있고, 심장은 1분에 80~100회 작동하여 혈액을 순환시킨다. 피가 부족하면 혈이 탁하고 혈액순환의 힘이 강하지 못해서 음식으로부터 발생한 불순물들이 혈관에 쌓이게 한다. 그러한 예로 하지정맥류와 심장 관상동맥 질환을 들 수 있다.

저자는 음(-)이온수 전도사다. 만나는 사람마다 음(-)이온수 마시라고 권한다. 음(-)이온의 '니나 블루골드'를 1~3개월 마시고 났을 때, 혈관 나이가 원래의 나이보다 평균 10~20년은 젊어지고, 하지정맥류가 없어지는 결과를 확인할 수 있었다.

이를 뒷받침하는 임상실험 결과도 있다. 건국대학교 임상실험에서는 혈액 순환에 나쁜 LDL 콜레스테롤 성분이 감소했고, 녹십자의료재단 실험실의 검증에서는 혈액 순환의 기능을 높여서 항동맥경화에 좋은 HDL 성분이 증가하는 결과로 나타났다.

음(-)이온수가 생체기능 높여 돌연사 예방

음(-)이온의 '니나 수'는 한 번 마시면 몸이 스스로 알아서 찾는 물이다. 물을 마실 때 거부감이나 포만감을 느끼지 않고 충분한 물을 마실 수 있다는 것도 큰 장점이다. 그래서 우리 몸에 있는 모든 조직의 생체기능을 높여 사망률 2위라고 하는 돌연사를 예방할 수 있다.

물이 심장 건강에 얼마나 좋은지 예를 하나 들어 보자. 미국의 유타주에 사는 50세의 한국 교민 남성이 심장 수술을 받기로 하여 방한(訪韓)하게 되었다. 저자는 수술할 사람에게 수술하기 1~2개월 전에 미리 한국에 와서 음(-)이온수를 하루 2리터씩 음용한 다음 수술하면 좋겠다고 권유했다. 그는 저자의 권유를 받아들여 수술 전에 한국으로 와서 2개월 동안 음(−)이온수를 음용(飲用)한 다음 서울 순천향병원에서 수술했는데, 기대한 만큼 결과도 좋았다.

심장 수술을 하게 되면 인공 펌프를 달아 수술하는 동안 인위적으로 혈액 순환을 시키기도 하지만, 유타주 교민 남성은 인공 펌프를 사용하지 않고 수술을 마쳤다. 심장 근육이 좋은 데다 심장 세포에 수분이 많고 건강해서 인공 펌프 없이 11시간 동안의 심장 수술에 성공했다고 의학지에 게재되기도 했다.

물, 이제 의학계가 나서야 한다

의학계는 물을 우리 몸에 있는 액체로만 보아왔다. 소변과 혈액, 그리고 림프액만 판단했기 때문이다. 물은 60조 개에 이르는 우리 인체 세포 내외에 존재하면서 세포 내 분자 위치와 구조를 바로 세우고 고유의 기능을 도와 세포가 건강한 생명을 이어가도록 한다. 마치 자동차 타이어에 공기가 충분할 때 속도를 내고 굴러가듯 세포 하나하나가 정상 기능을 발휘하려면 90% 이상의 물이 필요하다.

타이어의 공기가 타이어 외부에서는 그냥 공기였지만, 타이어 내부에 주입된 공기는 자동차 타이어의 핵심 구조로 작용한다. 물도 마찬가지로 우리 몸에서 세포조직의 구조인 셈이다. 세포에 물이 충분하여 구조가 튼튼하면 세포 기능이 좋고, 세포 기능이 좋다는 것은 면역력이 좋다는 뜻이다. 그래서 물은 면역이라고 할 수 있다.

가천대학교 생명과학과의 임상실험에서 미세먼지가 폐에 염증을 일으킬 수 있다는 사실을 전제로 폐 염증 완화 동물(쥐) 임상실험을 했다. 실험방법으로 정상적인 폐에 암 치료 약인 BLM(블레오마이신)

을 주사하여 실험동물의 폐 세포조직을 크게 손상하여 폐를 급성 염증 상태로 만들었다. 그다음 염증 치료 약 PDS로 3개월간 폐 염증을 치료했으나 뚜렷한 결과가 나타나지 않았다.

그러나 급성 염증 상태의 실험동물인 쥐에게 음(-)이온수를 음용시킨 결과 폐의 정상 기능을 회복하였다. 가천대학교 생명과학과 임상실험은 음(-)이온수가 치료를 유도한 결과로 참가한 교수와 학생들이 매우 경이롭다고 했다.

현대 의학, 물에 대한 인식 새롭게 해야

의학은 고귀한 생명을 지키는 일이다. 따라서 현대의학은 물을 가볍게 보지 말아야 한다. 병원에 입원한 환자들에게 투여하는 링거는 5%가 포도당이고 95%는 증류수다. 포도당을 안전하게 보존하기 위한 증류수는 맞지만, 인체 내의 생체수로 남용하는 경우는 적합하지 않다. 장기 입원환자들의 무기력 증세가 어디서 올까? 혹시 물 때문에 그런 건 아닌지 생각해 보아야 할 문제라는 말이다.

물은 인체에 활력을 주는 생명의 중심에 있다. 물이 가지고 있는 미네랄은 세포 내의 미토콘드리아와 융합해서 세포 내로 유입되는 포도당을 연소시키는데, 이때 세포에서는 $0.0028 w/cm^2$의 초미세 전기에너지가 발생한다. 초미세 에너지는 우리 생명을 지키는 강한 에너지 역할을 하므로 물은 생명이라고 일컫는다. 따라서 미네랄이 없는 물은 생체 활력을 감소시키므로 환자의 치료에 도움을 줄 수 없다는 결론이다.

의학계는 물과 관련하여 몇 가지 문제를 기본에서 재검토·재규명해야 한다. 환자의 체내 링거 치료 효과가 과유불급은 아닌가? 링거가 생체수를 대신할 수 있는가? 21세기의 현대의학이 질병 치료를 이유로 환자에게 링거를 제한 없이 사용해야 하는가? 의학의 발전을 꾀하고 환자의 고통을 덜어주기 위해 시급히 재검토해야 할 일이다.

하나의 예를 들어 설명하기로 하자.

필자의 어머니께서 75세 때 육고기를 드시고 설사병이 나서 울산의 한 종합병원에 입원했는데, 매일 링거주사에 의존했다. 한 주일 지나면서부터 늘 잠에 취해 있었고, 입원 12일째에는 눈을 감고 약한 숨만 쉬고 계셨다. 형제와 친지들이 병문안을 와서 어머니의 모습을 보고는 집으로 모셔 떠나실 준비를 하면 좋겠다고 했다.

의사의 승낙을 받아 집으로 모신 다음, 한 주일 동안 물과 죽을 드시게 했다. 그랬더니 눈을 뜨시고 호흡도 점점 좋아지셨다. 그 길로 건강을 회복하신 어머니는 7년을 더 건강하게 사셨고, 83세에 노환으로 운명하셨다.

저자는 그 후 물로 생명을 지키는 일을 하다 보니 미네랄이 없는 링거가 생명을 지키는 생체수를 대신할 수 없다는 사실을 절감할 수 있었다. 현대의학의 공과(功過)에 대한 신중한 판단이 중요하다고 생각하지만, 항상 자신의 생명은 자신이 지킨다는 깨어있는 의식이 필요하다고 생각한다.

응급처치를 공유하자

생명만큼 소중한 것이 있을까. 저자는 1983년 사우디아라비아 리야드 킹칼리드 국제공항에서 이착륙 때 발생하는 항공기 사고 구조반으로 근무했을 당시, 함께 근무하던 미국인 긴급 구조반 대원들에게 인명 구조 'CPR(심폐소생법)' 교육을 받았다.

일반인이 CPR 전문교육을 정기적으로 받지 않고는 갑자기 쓰러진 사람을 골든타임인 5분 이내에 구한다는 것은 쉬운 일이 아니다. 사람이 갑자기 쓰러진 응급상황이 생기면 당연히 119 긴급구조대에 구호를 요청하지만, 응급 구호 요청 시 응급 요원들이 교통의 정체나 먼 거리로 인해 골든타임 내에 도착하기도 쉽지 않다.

사우디아라비아 국제공항에서 배우기도 했고, 30여 년에 걸쳐 생명을 지키는 물을 연구하다 보니 저자는 CPR을 능가하는 응급환자 심폐소생법을 알게 되었다. 비즈니스를 위해 비행기를 탈 때가 많다 보니 비행 중 상공에서 응급환자가 발생했다며 도와달라는 기내 방송을 들었는데, 저자는 응급환자를 살려냈던 2번의 경험이 있다.

온 인류의 하나밖에 없는 소중한 생명을 지키는 지식을 다음과 같이 공유하고자 한다. 평소 매월 1회만 예행연습을 실시해도 응급상황은 막을 수 있다.

첫째, 갑자기 내 주변에서 사람이 쓰러져 응급을 요하는 일이 발생하면 119에 응급 전화를 한다.

둘째, 쓰러진 사람의 넷째 발가락 등을 타고 발등 위로 2cm 위치의, 통증이 발생하는 곳을 1~2분 강하게 집중하여 누르면 금방 깨어

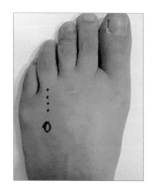

표시 부분을 누르면 돌연사를 예방할 수 있다.

물은 자연백신

날 수 있다. 이 부위는 흉부(가슴)를 경락 마사지하는 효과가 있다.

평소에 화(스트레스)를 많이 받고 가슴이 저리는 사람은 흉부 경락을 강하게 1~2분 눌러 목구멍에서 가스(트림)가 나오면 성공한 셈이고, 평소 가슴이 저리고 불안했던 증세가 없어진다. 다만 식사 후 2시간 이내에는 실행하지 말아야 한다. 위장에 음식물이 있을 때 실행하면 위장에 집중되고 있던 에너지가 분산되면서 위경련이 올 수 있기 때문이다. 평소에는 공복에 실행하면 좋다. 이 책을 보는 사람은 주변 사람들과 응급처치에 대해 공유하기를 바란다.

한 가지 예를 더 보자. 친누님이 저자의 회사로 찾아왔을 때 위급시 흉부 경락 실행법을 알려드렸는데, 톡톡히 효과를 본 경우다. 생질(甥姪)인 누님 아들이 2번이나 쓰러져 울산의 종합병원인 동강병원에 실려 갔던 일이 있다고 해서 알려드렸는데, 한 달도 지나지 않아서 누님의 다급한 전화가 걸려 왔다.

생질이 또 쓰러져서 119 불렀다는 전화였다.

"응급처치는 했어요? 전에 가르쳐 드린 대로 발등을 강하게 눌러 주세요."

저자는 이렇게 말하고 전화를 끊었는데, 얼마간 시간이 지나서 다시 누님의 전화가 왔다. 이번에는 한결 느긋한 말투였다.

"네 말대로 했더니 신통하게도 금방 깨어났어. 마침 119가 도착했는데, 깨어난 걸 보고는 그냥 돌아갔고⋯."

그때 이후로 5년이 지난 지금까지 생질은 쓰러지는 일 없이 잘 지내고 있다.

그리고 누님은 10여 명과 함께 지리산으로 밤샘 기도하러 갔다가 한밤중에 기도하던 한 여성이 갑자기 쓰러졌던 일화를 말씀하셨다.

물만 잘 마셔도 건강하게 오래 산다

119를 불러놓고 사람들이 놀라 우왕좌왕할 때 누님은 쓰러진 여성의 발등에 있는 흉부 경락을 강하게 눌러서 또 금방 깨어날 수 있도록 하여 119구급대원들을 돌려보냈다는 것이다.

"동생이 가르쳐준 방법이 얼마나 신기한지 모르겠어. 많은 사람에게 알려서 널리 활용할 수 있도록 해야지."

두 번이나 직접 경험했으니, 누님의 어깨가 으쓱할 만도 했다.

흉부 경락은 폐와 심장에 일치하는 중요 포인트로 잘 활용하면 돌연사를 효과적으로 막을 수 있다. 긴급 상황이 발생할 때 심폐소생법(CPR) 전문교육을 받은 사람이 있다면 당연히 병행해야 하고, 119에 꼭 전화해야 한다는 사실도 잊지 말아야 한다.

스트레스에서 시작되는
몸의 이상 신호와 물

● 　오늘날 현대사회는 스트레스 만연 시대다.

경제, 질병, 직업, 그리고 다양한 사회적 갈등이 스트레스의 원인이다. 스트레스가 몸의 이상 신호로 작동하면 놀라서 얼이 빠지거나 갑자기 쓰러지기도 한다. 스트레스를 받을 때 우리 몸은 가장 먼저 물을 찾는다. 우리 몸은 정신적, 육체적 충격을 받아 불안해지면 갈증이 생긴다. 이때 우리 몸의 수분인 H_2O가 H와 OH로 깨지면서 갑자기 물이 부족해진다는 학설이다.

갑자기 몸에서 물이 감소한다는 것은 수분 부족 비상사태의 발생이다. 우리 몸의 생체 바이오리듬이 깨지는 현상이 스트레스이고, 스트레스를 받으면 수분 부족 비상사태가 발생한다는 말이 무슨 뜻일까? 스트레스 해소, 특히 몸과 뇌세포의 안정화에는 물이 최고라는 뜻이다.

스트레스 해소에는 물이 명약

수분 부족 비상사태가 발생하면 알게 모르게 구강 갈증 신호가 오는

물만 잘 마셔도 건강하게 오래 산다

데, 이것을 우리 몸의 응급상황으로 보아야 한다. 그래서 물은 일상생활의 필수품으로 항상 옆에 가까이 있어야 한다.

건물이나 자동차에 불이 날 때 5분 이내에 초기 진화를 하지 못하면 전체를 불태우듯이 우리 몸도 수분 부족 비상사태의 발생이라는 불이 나면 초기 진화가 필수적이다. 갈증을 느끼면 그때그때 물을 공급하여 진화하는 것이 매우 중요하다. 수분을 제때 공급하지 않으면 우리 몸에 있는 과유불급 상태의 활성산소가 건강을 해치고 질병으로 이어질 수도 있다.

또 구강 갈증이 발생하는데 물 마시는 것을 습관적으로 놓치거나 간과하면 만성 탈수로 이어져 우리 몸 전체를 불태우는 경우나 마찬가지다. 물은 생존의 필수조건이 기 때문에 우리 몸의 수분을 지켜야 지속가능한 건강을 유지할 수 있다.

신진대사에 필요한 하루의 수분 섭취량이 자기 체중의 3~4%라는 점을 꼭 기억하고 생활화한다면 스트레스 해소의 명약을 챙긴 셈이다. 사회생활에서 오는 스트레스가 만병의 근원이라 하더라고 물만 잘 마시면 우리 몸이 스스로 스트레스를 완화하고 최소화할 수 있는 능력을 갖춘다. 대체로 몸무게 60kg인 사람은 하루 1.8~2.4리터의 물을 마실 때 기본적인 건강을 유지할 수 있다.

불면증은 뇌세포의 수분 부족 상태

불면증의 원인도 스트레스인 경우가 많다. 일과 인간관계 등으로 스트레스가 쌓여 불면증에 시달리기 일쑤다. 온갖 병원 처방 약을 입에 달고 살거나 심지어 죽어서라도 편하게 잠 한 번 실컷 잤으면 좋겠다고 하는 안타까운 사람들도 있다.

저자는 불면증으로 고생하는 사람들에게 음(-)이온의 '니나 블루골드'를 권하여 불면증이 사라지게 하는 희망의 불씨를 살려준 적이 있다. 불면증은 치매 등 정신질환과 마찬가지로 뇌세포의 수분 부족 때문이다.

뇌세포는 90% 이상이 물이다. 물이 부족하면 뇌세포 고유의 정상 기능을 잃어서 심하게 근심걱정을 하거나 스트레스를 받았을 때 뇌가 소화해낼 능력이 부족하여 불면증이 된다. 우리가 피곤할 때 잠깐 잠을 자고 나면 뇌가 멜라토닌이라는 항산화 호르몬을 생산하여 몸이 피로에서 벗어나게 한다. 그런데 뇌세포가 물이 부족하면 이러한 정상 기능을 하지 못해 불면증에 이른다.

입시 공부하는 수험생들을 보자.

대학 진학을 앞두고 하루 3시간만 잠을 자면서 공부하는 수험생들은 대부분 수면 부족으로 늘 피곤해서 집중력과 학습능력이 떨어진다는 사실을 저자는 확인할 수 있었다. 이런 수면 부족의 수험생들에게 저자는 하루 2리터의 물, 그것도 음(-)이온의 '니나 블루골드'를 마시게 하였다.

수험생들은 하루 3시간씩만 잠을 자도 숙면(熟眠)을 할 수 있었으며, 머리가 맑아지고 수험 공부도 잘 되는 데다 피로가 가셨다는 결과를 확인할 수 있었다. 또 법조의 판·검사들이 음(-)이온의 물을 마시고 머리가 맑아졌다는 말도 들을 수 있었다.

만성 탈수는 건강에 대한 직무유기

대부분의 사람은 몸에 물이 부족한 만성 탈수 상태로 살아가고 있다. 인체는 세포조직으로 구성되어 있고. 세포는 90% 이상이 물이다. 뇌세포에 물이 부족하면 뇌세포의 정상 기능이 떨어지면서 부정적 사고를 하게 되고 우울증, 공황장애 등 정신적 변화를 가져올 수 있으므로 사고와 자살 등 극단적 상태를 불러일으킬 수 있다.

뇌세포에 물이 풍족해야 매사 긍정적인 사고로 생활할 수 있고, 스스로 행복한 삶을 가꾸어 나갈 수 있다. 아울라 뇌세포에 필요한 물이 음(-)이온수라는 것도 명심할 필요가 있다.

앞서 언급한 것처럼 음(-)이온의 물은 세포가 좋아하고 인체에 최적화된 물이기 때문에 마실 때 세포가 흔쾌히 수용해서 세포 고유의 정상 기능을 발휘하도록 하는 특징이 있다. 인체에 최적화되지 않은 일반수는 세포의 수용 능력이 떨어질 뿐만 아니라 물 부족 상태로 뇌세포의 고유 기능을 제대로 수행하지 못해 불면증 등 심신 이상의 원인이 될 수 있다.

변비도 물로 해결해야

변비가 생기면 약물이나 관장, 다시마 섭취 등의 일시적인 방편으로 해결하려는 경우가 많다. 이러한 해결책은 변비를 더욱 고착화시킬 뿐이다. 변비의 근본 원인은 물을 적게 마시는 생활 습관으로 몸에 수분이 부족하기 때문이다.

몸에 수분이 부족하면 장의 혈액 순환이 원활하지 못해 장벽의 모공에서 분비되는 수분 부족으로 변이 잘 배출되지 않는다. 떡 방앗간에서 가래떡을 뺄 때 적당한 수분이 있어야 잘 빠져나오듯이 충분한 수분 섭취로 장의 혈액순환을 원활하게 하는 것이 변비의 근본적인 해결책이다.

변비로 인해 변이 장에서 오래 머물게 되면 변에서 발생하는 메탄이나 암모니아 가스가 몸으로 흡수되어 해독을 위해 간에 부담을 주니까 간 기능까지 해칠 수도 있다. 과음하는 사람의 간염, 간경화, 간암 등은 이해가 되지만, 술도 마시지 않는 사람의 간 질환은 변비가 원인인 경우도 있다. 수분 부족으로 장의 기능이 떨어져 가스를 항문으로 잘 배출하지 못하고 내부에 흡수하여 간에서 해독해야 하는 부담이 컸기 때문이라고 할 수 있다.

음(-)이온수로 변비를 치료하려고 할 때 명현(瞑眩) 반응으로 초기에 변비가 더 심한 듯 나타나기도 한다. 장 기능이 좋아지면 변에 있는 수분을 흡수하기 때문에 일시적으로 나타나는 현상이다. 몸에 수분이 풍족하면 장은 모공을 통해서 수분을 분비하기 때문에 본질적인 변비 개선이 될 수 있다. 또한 황색 변을 볼 수 있으며, 변이 장에서 정상적으로 발효되어 물 위로 뜨는 것을 확인할 수 있다. 수분의 섭취로 변비를 해결한 이후의 황색 변은 우리 몸의 면역력이 최상임을 보여주는 증표다.

정신질환, 물이 기적이다

조현병(정신분열증)은 망상, 환청, 와해된 언어, 정서적 둔감 등의 증상과 더불어 사회적 기능에 장애를 일으킬 수 있는 정신과 질환이다. 조현병(정신분열증)은 환자와 가족들에게 고통을 주는 것은 물론이고 사회 문제가 되고 있다. 이런 조현병(정신분열증) 역시 음(-)이온의 물로 근본적인 치유가 가능하다는 사실을 강조하고자 한다.

조현병 환자의 보호자들로부터 자주 들을 수 있는 설명의 하나는 "머리가 좋았다."라는 말이다. 머리 좋은 사람은 생활환경 변화에 보통 사람보다 훨씬 민감하다. 특히 충격에 대해 대범하거나 단순하지 못하고 민감해서 부정적인 사고에 빠져들기 쉽다. 말하자면 스스로 스트레스를 소화하지 못해 폭언이나 폭력적 행동을 하는 등 주변 사람들에게 고통을 준다.

정신질환을 근본적으로 치유하려면 뇌세포에 충분한 수분을 공급하여 기능을 향상시켜야 한다. 뇌세포는 90% 이상이 물이기 때문이다. 치매, 파킨슨, 우울증, 공황장애, 그리고 간질병(뇌전증)은 뇌세포에 공급되는 수분이 부족하여 뇌의 신경세포가 고유의 기능을 제대로 발휘하지 못해서 발생한다.

저자는 그동안 조현병(정신분열증), 치매, 파킨슨, 우울증, 공황장애, 간질병(뇌전증) 등으로 고생하는 수많은 사람들을 만나 음(-)이온수를 하루 2리터씩 마시도록 권했고, 음(-)이온수를 마시고 정상생활이 가능해진 사람도 80%가 넘는다.

정상 생활이 가능해진 한 사례가 있다.

30세가 된 울산의 전 아무개 씨는 학교 다닐 때 성적이 매우 우수했으나 자라면서 부모의 이혼으로 충격을 받고 정신이상이 되어 가족들에게 언어폭력이 잦았다. 조현병 진단을 받고 정신병원에 입원했으나 병원 직원들에게 언어폭력이 너무 심해 병원에서 퇴출되었다. 이후 집에서 어머니, 여동생과 함께 생활하였으나 언어폭력이 무서워 가족들이 집을 나와 별거해야 할 정도였고, 절에 있는 스님을 찾아가 퇴마도 하였으나 아무런 변화가 없었다.

전 씨의 삼촌이 소문을 듣고 저자를 찾아왔다. 저자는 별말 없이 대명바이오에서 생산하는 음(-)이온의 '니나 블루골드'에 대한 미국과 한국의 대학과 연구기관에서 실시한 글로벌 임상실험 결과와 전국에서 보내온 '니나 블루골드' 체험수기 등 자료를 보여주었다. 전 씨의 삼촌이 조현병 환자인 조카에게 자연스럽게 음(-)이온수를 마시게 했고, 오래 걸리지 않아서 소식이 들렸다. 한 달 남짓 마셨을 때든가, 정신질환이 사라지는가 싶더니 얼마 후에는 스스로 직장을 구해서 다니기 시작했고, 지금은 2년째 아무 탈 없이 직장생활 잘하고 있다.

또 다른 사례도 있다.

가위로 자기 팔에 1cm 간격으로 상처를 내고 피를 흘리며 아파트 옥상에서 뛰어내려 자살하겠다고 설치던 20세의 여성도 세 살 무렵에 한글을 익힐 정도로 똑똑하고 아이큐가 높았다. 초등학교에 입학해서는 학교에서 배우는 공부가 본인 수준에 맞지 않는다는 이유로 학교 공부 대신 매일 같이 방문을 닫고 컴퓨터로 게임 등을 즐겼으며, 혼자 공부해서 초·중·고등학교를 검정고시로 졸업했을 정도로 총명했다고 한다.

똑똑하긴 해도 생각이 부정적이고 외골수인 딸을 걱정하던 아버지가 저자를 찾아왔다. 이미 소문을 들어 '니나 블루골드'의 명성을 알고 찾아온지라 우선 한 달 동안 마셔보도록 했다. 결과는 아버지가 기대하던 이상이었다.

평소 대화는 커녕 자기 방문도 허락 없이 열지 못하게 하던 딸이 먼저 문을 열고 나와 말을 붙이는 게 아닌가. 매사에 부정적이든 사고 방식도 어느새 긍정적인 사고와 말투로 변해 사람들과 어울리는 생활을 조심스럽게 해나가기 시작했다.

"아빠, 어떻게 알았어? 처음에는 무슨 물을 마시라고 하느냐는 생각이 들었는데, 마실수록 마음이 편안해졌어. 내가 '니나 수'를 만나지 못했다면 어떻게 되었을까?"

아버지에게 근처 절로 기도하러 가자고 먼저 청하여 함께 가던 길에 딸이 했던 질문이었다. 아버지는 그제야 안도의 숨을 내쉴 수 있었다고 한다. 그 후로 식당을 운영하는 아버지는 열렬한 '니나 블루골드' 홍보대사가 되었다.

"이제야 온 가족이 평온을 찾았어요. 감옥 같은 생활이 10년도 넘었지요. 딸이 정신질환인 줄 알아도 어떻게 할 바를 몰랐는데, '니나

물만 잘 마셔도 건강하게 오래 산다

수'로 암울하고 무거운 짐을 벗게 되어 너무나 감사드려요."

활성산소 폐해, 물에서 해법 찾아야 ────────

1970년 이전의 한국은 우물물, 강물, 지하수 등 오염되지 않은 물을
마시며 살아왔고, 전기가 없어 전자파가 없었으며, 약이 귀해 약물 남
용이 걱정할 일도 아니었다. 당연히 인체는 지금 같이 암이나 불치(不
治)·난치성 병들도 많지 않았다. 산업 발달의 어쩔 수 없는 폐해라면
물의 오염과 전자파, 약물 남용을 들 수 있고, 스트레스 만연 시대에
살면서 우리 몸은 이를 방어하기 위해 '활성산소'를 과하게 생산한다.

활성산소(O_2^-)는 우리 몸에 적당히 있으면 건강에 도움이 되지
만, 지나치면 건강을 해친다. 그야말로 과유불급(過猶不及)이란 말이
딱 어울린다. 원래 우리 몸에서 활성산소의 중요한 역할은 세포에 자
생하면서 외부로부터 인체에 침투해 오는 바이러스, 곰팡이, 세균을
산화시켜 세포를 보호하고 생명을 지켜주는 일이다.

그러나 고도의 산업사회로 접어든 오늘날, 경제적인 풍요를 누리
는 대신 오염된 물, 전자파, 약물 남용, 스트레스로 인해 우리 몸은 지
나치게 공급된 활성산소로 병들어 가고 있으며, 오히려 불치·난치성
질병들이 만연하고 있다.

이런 현실을 극복하기 위하여 21세기 의학은 백신 개발 등 끝없이 도
전하고 있으나 현대의학의 원인체 중심 치료로는 한계가 있다. 우리 인체
의 환경을 그대로 두고 치료하는 방식이기 때문에 치료 후에도 병이 재
발하는 사례가 많아서 불치·난치병을 완전히 극복했다고 말하기 어렵다.

과유불급의 활성산소가 우리 몸에 질병을 일으키는 근본 원인
이라면 인류는 생명의 근원인 물에서 그 해답을 찾을 수 있다. 물은

H_2O다. H_2O가 가지고 있는 수소 원자(H^+H^+)는 인체에 공급된 과유불급의 활성산소(O_2^-)를 끌어안고 H_2O인 물로 변환하여 소변으로 내보낸다. 다시 말하면 $H_2O \rightarrow H^+ + H^+ + O_2^- = H_2O$이다.

30년 넘게 음(-)이온의 물을 연구해 온 저자는 누구나 체험으로 금방 이런 사실을 확인할 수 있다고 장담한다. 음(-)이온수 한 잔을 마시면 소변은 두 잔 이상 나온다. 활성산소가 물과 결합하여 소변이 된다는 뜻이다. 여기서 참고한다면 인간은 태어날 때 자연수 H_2O의 수소 2개로 태어났다. 수소 2개를 가진 물을 날마다 본인 체중의 4% 정도 마시는 것이 건강의 비결이다. 소변량은 활성산소를 관리하는 항산화력의 척도이기 때문에 소변량을 늘리는 생활이 매우 중요하다. 두 얼굴의 활성산소를 어떻게 관리하느냐가 건강과 직결되기 때문이다.

우리 몸의 면역세포인 백혈구의 호중구 세포는 우리 몸에 침범하는 바이러스, 곰팡이, 세균을 공격하여 산화시키는 활성산소(O_2^-)생산능력이 있다. 또 하나의 백혈구 세포인 림프구 세포는 항체, 항원을 만들어 외부의 침입자를 방어하는 능력이 있다. 의학계에서는 우리 인체의 2% 정도가 활성산소라 밝히고 있다.

인삼 사포닌, 녹차 카테킨, 붉은 성분 플라보노이드, 녹색 성분 클로로필 등 항산화 성분들이 많이 유통되고 있다. 여기에 물을 간과해서는 온전한 건강을 기대하기는 어렵다. 물을 바탕으로, 특히 음(-)이온의 물과 함께 건강한 생활을 영위하는 것이 바람직하다.

현대의학도 원인체 중심 치료가 응급적 치료로 중요하지만, 환자의 치료 후 재발을 예방할 수 있는 인체 항상성(Homeostasis)에 기반을 둔 치유를 위해서는 물을 중요시해야 한다. 21세기는 병의 치료도 중요하지만, 병을 예방하는 예방의학 시대를 살아가야 한다는 주장이 이를 뒷받침한다.

아토피·피부병·
알레르기를
물로 치유한다?

●　아토피는 사회 문제가 될 만큼 난치성 질환이다. 아토피에 걸리면 가려운 데 약을 바르고 약을 먹거나 항생제 주사를 맞아도 근본적인 치료가 어려운 것이 현주소다. 그런데 저자는 아토피로 고생하는 아이들에게 건강을 찾아주었다.

아토피는 간 건강의 문제

아토피의 본질은 간 기능 저하라는 사실을 저자는 일본의 한 논문에서 확인할 수 있었다. 간은 100여 가지의 항산화효소(SOD, Superoxide dismutase)를 생산해서 해독도 하고 피도 다스린다. 우리 뱃속에서 가장 큰 일을 한다고 해서 큰 집이라 하고, 인체는 1,000냥인데 간은 900냥이라고 하여 간의 가치를 표현한다.

어린이 아토피는 1차로 간 기능이 부실한 상태로 태어났기 때문에 몸 안에서 항산화효소(SOD) 생산력이 떨어진다. 따라서 우리 몸에 들어오는 모든 물질에 대한 신진대사를 원활히 수행할 수 없다.

2차로 아토피의 원인은 먹는 음식에도 달려 있다. 일본의 한 연구 논문에서 밝힌 내용을 보면, 우유와 식용유, 과자의 불포화지방이 체내의 활성산소와 결합하면 산화되어 과산화 지질(백내장, 녹내장 지방)이 발생한다. 아이들이 마시는 우유와 식용유로 튀기는 과자가 문제다. 간 기능이 약한 아이들은 항산화효소 생산능력이 부족하여 우리 몸에 들어온 과산화 지질을 다 분해할 수 없으므로 아토피가 발생한다는 것이다.

말하자면 아토피는 간에 의해 분해되지 못한 과산화 지질이 혈관을 타고 피부 각질층에 붙어서 피부 세포의 조직을 파괴하거나 염증을 발생시킨 것이다. 아토피의 원인은 혈액 성상 과산화 지질이 이중결합할 경우, 과유불급 상태인 우리 몸의 활성산소와 결합하여 세포를 강하게 산화시키는 과산화 지질 발생을 촉발한다는 뜻이다.

결론적으로 아토피는 부족한 간 기능을 끌어올려 항산화효소를 충분히 생산하도록 하는 점이 중요하다. 음(-)이온의 '니나 수'가 간 기능 향상을 돕는다는 사실이 국립부경대학교 병리 의학 임상실험 논문에 잘 나타나 있다. 한집에 살고 똑같은 환경에서 생활해도 아토피에 걸리기도 하고, 걸리지 않기도 하는 것은 간 기능의 차이 때문으로 볼 수 있다.

건선 피부병과 알레르기 피부병

불치에 가까운 병으로 평생을 괴롭히는 건선 피부병과 알레르기 피부병은 약물 복용으로 우선 진정되기도 하지만, 약 기운이 떨어지면 또 불편함을 느끼도록 끊임없이 괴롭히는 평생의 원수다. 더욱이 오랫동안 약을 먹으면 간과 위, 장까지 나빠져 그야말로 설상가상이다.

피부병은 피부에 염증세포가 생긴 것이고, 우리 몸의 염증은 결국 면역력으로 치유해야 한다. 앞서 언급했듯이 최상의 면역은 정상 세포들이 고유의 기능을 하는 경우다. 다시 말해 세포는 90% 이상이 물이고, 물을 충분히 공급받은 세포들은 세포 활동이 활발해져 비정상 세포인 염증세포를 공격해서 죽인다.

예를 들어, 음(-)이온수를 1~2개월 동안 꾸준히 섭취하면 손이나 발에 생긴 티눈이 죽어서 자연스럽게 떨어져 나가는 경우가 있다. 또한 몸에 사탕 크기 정도의 혹이 있던 사람들도 3개월 정도 음용한 후에 혹이 작아지면서 사라지는 경우가 많았다.

이런 사실을 깨닫고 몸에 유익한 물을 충분히 마시면 어떠한 피부병도 좋아질 수 있다. 이때 간세포가 정상적인 기능을 하면 항산화효소(SOD)를 충분히 생산한다. 간은 100가지의 효소 생산을 통해 우리 몸을 해독하고 '디톡스'하며 피를 맑게 해준다는 사실을 기억하며 살아야 한다.

건선 피부병, 알레르기 피부병, 햇빛 알레르기 등에도 음(-)이온의 '니나 블루골드'가 효력을 발휘한다. 저자는 오랜 세월 동안 많은 사람에게 직접 음(-)이온의 '니나 수'를 충분히 마시게 하여 그들을 평생의 피부병 고통에서 벗어나게 하는 길잡이 역할을 했던 경험이 있다.

혈청 전신 면역 항체 성분(IgG) 216% 증가와 대식세포 증가, 백혈구 40% 증가, 적혈구 25% 증가 등 '니나 수'에 대한 의학계 논문과 임상실험 결과를 살펴보면 그 이유를 확인할 수 있다.

위험한 지방간과 음(-)이온수

간(肝)은 장기 중에서 가장 큰 일을 많이 한다고 해서 인체가 1,000냥이면 간은 900냥이라는 표현을 쓰기도 한다. 간은 100가지 항산화 효소(SoD)를 생산하여 우리 몸에 들어오는 모든 영양소를 분해하고 세포가 영양분을 흡수할 수 있도록 도우며, 해독과 디톡스 및 피[血]를 다스린다.

간 기능이 떨어지면 몸에 들어오는 모든 성분을 잘 다스리지 못한다. 현대인의 간 기능을 떨어뜨리는 근본 원인은 지방 간증이라 볼 수 있다. 지방간은 알코올성과 비알코올성으로 나뉜다. 예전에는 알코올성 지방간이 많았으나 지금은 소득의 증가에 따른 과식으로 인한 비알코올성 지방간이 많아졌다. 현대인의 지방간은 과식이 주원인일 수 있다는 뜻이다.

국립부경대학교와 산학 협약을 체결한 저자는 수산생명의학과와 임상실험을 실시한 바 있다. 물고기 양식 중 폐사가 많은 이유와 '니나 수'의 효과에 대한 실험이었다. 양식업 특성상 물고기를 빨리 키워 판매해야 하므로 고(高)칼로리 사료를 많이 주어서 양식한 결과 물고기의 지방 간증으로 나타났다.

마찬가지로 쥐에게 고칼로리 사료를 많이 먹여 실험한 결과 간이 커지며 지방 간증이 심각했다. 몸의 전체 세포도 커져서 몸이 비만해져 고도 비만의 상태까지 이를 수 있다는 사실을 실험으로 알 수 있었다.

그런데 물고기 양식장과 실험 쥐에서 공통으로 음(-)이온의 '니나 수'를 공급한 실험군은 똑같은 고칼로리 사료를 공급하여 사육해도 지방간이 발생하지 않았다. '니나 수'가 간 기능 향상과 간을 건강하게 하는 이유를 설명하는 병리 의학적 실험 결과는 국립부경대학교에서 논문으로 발표했다.

현대인들이 과식으로 배가 많이 나온 현상은 간과 장기들이 커진 경우이므로 지방 간증을 의심해 봐야 한다. 지방간은 간세포 하나하나에 지방이 많이 끼어 간이 커지는데, 당연히 간세포 하나하나의 혈관이 밀착되고 짓눌려 간의 혈액순환 장애가 발생하면서 간이 해야

물만 잘 마셔도 건강하게 오래 산다

할 일을 잘할 수 없게 된다.

지방 간증이 있는 많은 사람들은 배가 많이 나와있었지만, 하루 식사를 소식하며 '니나 수'를 하루 3~4리터씩 2~3개월 음용한 결과 나왔던 배가 들어가고 지방 간증이 없어지는 사례를 볼 수 있었고, 동물 실험에서 나타난 지방 간증 감소와 일치한다는 사실을 확인할 수 있었다.

의학계는 지방간이 간염으로 이어지고 간염은 간경화와 간암으로 이어진다고 밝히고 있다. 지방간을 쉽게 생각해서는 안 된다는 말이다. 질병은 대개 호미로 막을 수 있을 때 막아야지, 방치하면 나중에는 삽으로도 막을 수 없다. 지방간의 치유는 기본적으로 과식을 피하고 소식해야 하며 술을 과음하지 말아야 한다. 아울러 21세기 질병 예방의학 시대를 살아가야 하는 우리의 해답은 생활 속의 필수인 물이다.

국립부경대학교
니나블루골드 급여 실험쥐
임상실험결과

실험쥐 간장의 육안 및 조직

대명바이오 니나수 (45일) ◀▶ **일 반 수**

간장의 육안 소견

니나수 사육 3주후

일반수 음수군에 비해
밝은 색조를 나타내며,
탄력이 좋아 표면이
탱탱해 보이는 건강한 간장

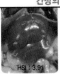

HSI : 3.91

HSI : 3.58

일반수 사육 3주후

니나수 음수군에 비해
색조가 어둡고 탄력성이
떨어져 쭉 퍼진듯
건강하지 못한 상태의 간장

※HSI : 체중에서 간이 차지하는 값을 백분율로 나타낸값

간장의 육안 소견

니나수 음수 후

일반수 음수군에 비해
표면이 탱탱하며
건강한 상태의 간장

HSI : 3.67

HSI : 3.40

일반수 음수 후

니나수 음수군에 비해
탄력성이 떨어지며
건강하지 못한 상태의 간장

실험쥐 간 세포조직에 대한 조직소견

니나수 음수 3주후

일반수 음수군에 비해
세포간 경계가 명확하고
혈관영역을 쉽게 구분
할 수 있음

일반수 음수 3주후

일반수를 음수한 실험쥐는
지방 덩어리로 가득 차있고,
세포간의 경계가 불분명하여
혈관의 영역을 쉽게 구분할 수
없음

〈광학현미경 X 400, H&E〉

간세포 핵이동 과정 및 소견

중성지방침착

정상간장 → 중성지방 (지방간세포 / 핵) → 정상간세포

대명바이오 니나수 음수 3주후 세포지방이 빠지고 가장자리로 밀려나있던 지방간세포의
핵이 중심으로 움직여 다시 위치함으로써 건강하게 변화한 모습을 보여줍니다.

물만 잘 마셔도 건강하게 오래 산다

음(-)이온수로 해결하는
다양한 몸의 이상

● 　비만은 21세기 전염병의 하나다.
비만은 세포가 커져서 정상 기능을 하지 못하는 경우로, 특히 고도비
만은 중환자라고 생각할 수 있다. 지금까지 과도한 운동과 절식, 심지
어 약물로 식욕을 감소시키는 방법으로 다이어트를 했으나 다시 원점
의 비만 상태로 돌아가는 요요현상으로 많은 사람이 다이어트에 실패
해 왔다. 그리고 면역력이 무너지는 바람에 오히려 건강을 해치는 위
험한 다이어트를 해왔다.

고도비만과 다이어트 ─────────────

다이어트의 목적은 체지방 감소지 몸무게 감소는 아니다. 다이어트는
특별한 운동을 하지 않고 자연스럽게 할 수 있어야 하며, 부작용이 없
고 바람직하며 당연히 지속 가능해야 한다.
　체지방 대사에는 물이 최고이고 절대적이다. 면역력을 위해 식사
는 절식하지 말고 소식(小食)하면서 음(-)이온의 "니나 수'를 충분히

마시면 된다. 마실 때 거부감이나 포만감이 없고 세포가 좋아하는 음(-)이온수를 음용(飮用)하면, 비만은 3개월, 고도비만은 6개월 정도의 기간으로 누구나 다이어트에 성공할 수 있다.

물은 지방 대사를 위한 최고의 물질이다. 우리 몸은 음식을 먹고 나면 칼로리(kcal)를 연소시킨다. 음식을 먹으면 위에서 소화한 다음 간에서 분해하고 세포에서 영양을 흡수하는 과정을 통해 칼로리 연소가 이루어진다. 그리고 세포는 영양을 사용한 다음 필요 없는 부산물을 몸 밖으로 배출한다.

말하자면 소화, 분해, 흡수, 배출의 4단계를 연소라 한다. 인체가 1칼로리를 연소하는 데는 물 1cc가 소요된다. 현대인은 2,000~3,000칼로리를 섭취하지만, 물은 1,000cc도 마시지 않는다. 이유는 몸이 물을 싫어하기 때문이다. 물을 몇 모금만 마시면 목이 잠기기 일쑤다.

일반수는 다이어트가 불가능하다. 음(-)이온의 물이라야 한다. 음(-)이온수는 한 번 마시고 나면 몸이 좋아해서 스스로 물을 달라는 신호를 구강으로 보내 갈증을 발생시킴으로써 계속 물을 마시게 하는 큰 장점이 있다. 말하자면 우리 몸의 비정상을 정상화하려는 현상이다.

결과적으로 칼로리와 물은 1대 1이 되었을 때 완전한 연소가 이루어지고, 체지방으로 축적되지 않는다. 예를 들어 2,000칼로리를 먹었는데 물은 1,000cc만 마셨다면 나머지 1,000칼로리는 불완전 연소하여 체지방으로 축적되는 것이 비만이다. 음(-)이온수 음용 다이어트는 부작용이 없다는 사실이 큰 장점이다. 특별한 운동 대신 가벼운 걷기운동을 하는 생활 속의 운동만으로도 다이어트에 충분히 성공할 수 있다.

인체가 하루 대사에 필요로 하는 물은 자기 체중의 4% 정도다. 비만 예방은 평소 생활 속에서 몸이 좋아하는 물을 충분히 섭취하는 습관이 중요하다. 저자가 이끌었던 다이어트 사례를 한 가지 소개한다.

100kg 이상의 남성들에게 하루 세 끼를 소식하면서 5리터 이상 음(-)이온의 물을 마시게 했더니 1개월이 지나기 전에는 오히려 체중이 조금 더 증가했고, 1개월이 지나면서부터 체지방이 급속도로 빠지면서 3개월 경과 후에는 얼굴의 셀룰라이트 지방과 목 지방 감소로 얼굴 리프팅이 되는 결과가 공통으로 나타났으며, 복부 비만도 많이 감소하여 성공적인 다이어트 결과를 보였다.

　　여기서 중요한 사실 한 가지를 덧붙인다. 인체는 염분이 0.9% 정도 유지되어야 하므로 오전 250mg, 오후 250mg의 천일염(소금) 섭취가 인체 전해질 유지를 위해 매우 중요하다는 점이다. 물을 많이 섭취할수록 소변으로 빠져나가는 많은 염분을 보충해야 하기 때문이다.

결석과 골다공증

심한 통증을 동반하는 요로결석으로 응급실에 실려 가는 사람들이 점점 많아지고 있다. 요로결석은 단순히 결석으로만 보아서는 안 된다.

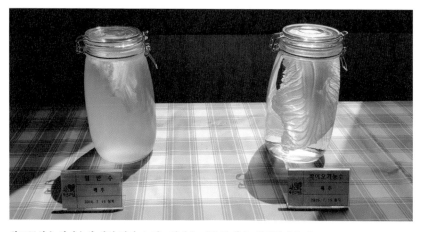

완도군청 농업기술원 실험 결과 ㅣ 좌 : 일반수 배추잎 침수, 산화하여 녹음
우 : 니나수 배추잎 침수, 항산화로 녹지 않음

혈액이 산성화되면 인체 스스로가 산성화를 막으려고 응급조치하게 된다. 응급조치 내용은 뼈의 주성분인 인산, 탄산칼슘을 이온화시켜 혈액으로 보내는 일이다. 칼슘은 강알칼리로서 산성화된 혈액을 중화시켜 몸이 산성화하는 과정을 예방한다. 결국 뼈는 칼슘이 빠져나가는 바람에 골다공증 발생의 원인이 되고 뼈가 부실해진다.

우리 몸을 산성화시키는 3가지 주요 원인은 산성 음식, 수분부족, 스트레스다. 인체는 음식으로부터 영양을 얻을 수 있으나 대부분 산성 물질이다. 스트레스는 몸의 수분을 감소시킨다. 그리고 현대인들은 청량음료, 끓인 물, 커피는 물론 심지어 알코올까지 수분으로 알고 있다. 이러한 액체류는 생체수를 대신할 수 없다.

오늘날 현대인들은 대부분 산성 체질로 살아간다. 그래서 결석과 골다공증이 많이 발생한다. 사람은 pH7.4 약알칼리성에 가까운 체질로 태어난다. 골다공증과 결석을 예방하는 방법은 pH7.4 정도 되는 물을 생활화하는 일이다. 자기 체중의 3~4% 정도로 물을 충분히 마시고 소변을 맑게 보는 생활이 산성 체질에서 벗어나는 지름길이라 할 수 있다. 소변이 탁하거나, 색이 짙거나, 냄새가 심한 것은 혈액이 산성화되었다는 증거다. 앞에서 언급한 혈액의 산성화는 뼈의 인산, 탄산칼슘이 이온화되어 혈액으로 들어가 소변으로 배출되면서 요로에 결석이 발생한다는 의학적 근거다.

요로결석에 대한 저자의 경험을 소개한다. 6개월마다 고통을 느끼며 응급실에 실려 다니던 사람에게 음(-)이온의 '니나 수'를 충분히 마시고 소변을 맑게 볼 수 있도록 권유한 결과 더 이상 요로결석으로 응급실 신세를 지지 않게 되었다는 사실이다.

골다공증도 마찬가지였다. 6개월간 음(-)이온의 '니나 수'를 충분히 마시게 하여 맑은 소변을 볼 수 있도록 한 다음 검사를 받았더니 골

물만 잘 마셔도 건강하게 오래 산다

다공증이 회복된 사례였다.

특히 사람뿐만 아니라 가축에게도 효과가 있었다. 울산 울주의 거세우 사육장에서는 해마다 5% 정도가 결석으로 죽는데, 저자가 만든 바이오 기능수 정수장치를 축산농가에 시설하여 음용수로 공급한 결과 결석으로 죽는 소는 단 1마리도 없었다. 바이오 기능수의 장점은 소가 일반수보다 하루 2배 이상 마신다는 특징을 꼽을 수 있다.

그때까지 축산농가에서는 소가 요로결석으로 폐사하는 이유가 마시는 물에 석회 성분이 많기 때문이라고 알고 있었다. 그러나 석회 성분은 미립자 고체로 이온화 성분이 아니라 장에서 흡수되지 않고 변으로 빠져나가므로 결석의 원인이 될 수 없다는 점을 저자는 여러 체험 사례와 가축 동물 사례로부터 확인할 수 있었다.

노인이 되면 인체는 수분결핍으로 만성 탈수 상태가 되어 산성 체질로 살아간다. 그래서 노인은 뼈가 쉽게 부러진다. 골다공증이나 결석의 예방과 치유는 체중의 3~4% 정도 되는 충분한 음(−)이온수와 함께 적당한 단백질 섭취가 해법인 셈이다.

안면마비는 혈액순환 장애

안면마비란 안면 신경의 손상 또는 이상으로 초래된 안면근육의 위약 또는 마비 상태를 일컫는다. 한마디로 안면 신경 작용이 마비되는 증상이다. 흔히 얼굴의 한쪽이 틀어져서 입술이 비뚤어지고 눈을 뜨거나 감기 어려워지며 미각장애, 눈물 또는 침의 분비량이 증가하는 등의 증상이 생긴다. 안면마비는 주로 한방병원에서 치료해서 정상으로 돌아오는 경우가 많다.

계면활성 작용을 하는 음(−)이온의 '니나 수'를 안면마비가 온 사람에게 하루 2리터씩 마시게 했더니 1주일 안에 안면마비가 정상으로 돌아오는 사례를 저자는 직접 확인했다. 심지어 병원에서 치료가 되지 않아 퇴원한 사람에게도 1시간당 물컵으로 1잔씩 '니나 수'를 마시게 했더니 1주일 만에 안면마비가 정상으로 돌아왔다.

음(-)이온수는 초자연수로서 지방을 분해하는 계면활성 작용이 크다는 점이 특징이다. 혈관 내의 혈액 순환 기능이 떨어지면 뇌 신경세포가 안정되지 않는데, 음(-)이온수는 계면활성 작용으로 뇌혈관 혈액순환에 장애를 주는 콜레스테롤, 중성지방, 과산화지질, 그리고 젖산 등을 분해하여 혈액 순환 기능을 높여준다.

한국 굴지의 N의료재단에서 실험한 결과가 있다. 음이온수와 일반수로 각각 3개월 이상 사육한 가축 40마리의 혈액을 채취하여 실험실에서 검증해 보니, 음이온수 공급 가축들이 일반수 공급 가축들에 비해 항동맥 작용을 하는 HDL 성분이 113% 증가했고, 건국대 생명과학과 실험에서는 LDL 중성지방이 현저히 감소하는 실험 결과를 얻을 수 있었다. 다시 말해 HDL 좋은 콜레스테롤은 증가하고, LDL 나쁜 콜레스테롤은 감소한다는 임상실험 결과로 봤을 때 음(-)이온수는 혈액순환 기능을 높여주고 신경계 신경세포를 안정화하였다는 것이다.

혈관 나이 측정

병원에 가면 혈관 나이 측정 진단을 간단히 받아볼 수 있다. 음(-)이온의 물을 하루 2리터 정도 한두 달 동안 꾸준히 마셨을 때 누구나 혈관 나이가 자신의 나이에 비해 10~20년 젊어진 것을 체험으로 확인해 볼 수 있다.

저자는 체중이 64kg으로 음(-)이온의 '니나 수'를 하루 2리터씩 매일 마시며 지내왔는데, 10년 전인 58세 때 부산 벡스코 건강박람회에서 혈관 나이 진단을 받아본 적이 있었다. 부산 해운대 굿모닝병원에서 나와 무상으로 혈관 나이 측정을 해주고 있었고, 많은 사람이 줄을 서서 컴퓨터를 이용한 혈관 나이 진단을 받고 있었다. 진단 결과 저자의 혈관 나이는 실제 나이보다 약 40년이나 젊은 20대였다.

"실제 나이와 비교했을 때 이렇게 많이 차이가 나는 혈관 나이는 처음 봅니다."

저자의 혈관 나이 검진 결과를 보고, 병원의 간호사들이 저마다 놀라워했다. 저자 다음엔 30대 미만으로 보이는 젊은 여성의 혈관 나이 측정을 옆에서 지켜보았는데 혈관 나이는 실제 나이보다 많은 40대라고 했다.

서구 음식문화로 혈관이 위축될 수 있는 현대인들은 인체가 좋아하는 물을 통한 혈관 나이 관리가 절실한 때다. 그리고 혈압약을 응급 비상조치로 복용한다면 어쩔 수 없지만, 계속 복용하는 것은 혈압을 고착화시킬 수 있다는 점도 함께 알아야 한다.

기본 근력은 물로도 가능하다

노인이 되면 전신의 근력이 감소하여 거동이 불편하고 피부는 주름살이 많아진다. 근력을 운동에서만 찾고 있는 사람들이 많다. 생활이 바쁜 사람들은 운동하기도 어렵다. 저자는 운동만이 근력의 해법이 아니라 일상생활 속에서 기본 근력을 유지할 수 있어야 한다고 생각한다. 평소 물을 충분히 마시는 것만으로도 기본 근력을 유지할 수 있다는 사실을 건국대학교 임상실험 내용에서 확인할 수 있다. 실험에서는 몸무게가 증가하고, 체지방이 줄며, 근력의 양은 증가한다는 결과였다.

    저자는 음(-)이온의 '니나 수' 비만 관리 체험에서 얼굴의 피부가 리프팅 되고 복부비만이 현격히 줄어든 것을 확인할 수 있었는데, 몸무게는 비만 때와 큰 차이가 나지 않는다는 사실이 공통점이었다. 몸 전체의 피부가 탄력 있고 살이 탄탄하다는 점에서 음(-)이온수가 세포 내에 충분한 수분을 유지하며, 세포 하나하나의 건강한 상태가 탄력이고 근력인 셈이다.

    과일도 수분이 빠지면 시들고 탄력이 없듯이 인체도 마찬가지다. 근력은 우리가 먹는 음식물에 대한 기초대사량에 큰 영향을 차지한다. 특히 당뇨인들과 환자 등 거동이 불편한 사람들은 몸이 좋아하는 음(-)이온의 물을 충분히 섭취하는 것이 곧 근력을 유지하고 기초대사량을 높인다는 사실을 명심해야 한다.

물만 잘 마셔도 건강하게 오래 산다

물이 인류의 대재앙
코로나의 일등 백신

2019년 중국발 코로나바이러스가 인류의 대재앙으로 전 세계를 공포에 몰아넣고 2024년인 지금도 여전히 현존하는 공포의 대상이다. 코로나 이전의 21세기에만 해도 사스, 메르스 등 전염병이 평균 6~7년 단위로 인류를 공포에 몰아넣고 생명을 위협했을 뿐만 아니라 경제, 국방, 문화 등 사회 전반을 마비시키곤 했다.

이미 피해가 막대한 상황에서 백신이 개발되긴 했지만, 백신의 의미가 무엇인지 사람들은 갈피를 잡지 못했고, 또 가까운 미래에 더 큰 바이러스가 다가온다는 의학계의 예고가 협박처럼 이어지고 있다.

면역 능력에 따라 살 사람은 살고, 죽는 사람은 말없이 죽는다. 누구도 이 부분은 부인할 수 없다. 몇 밀리리터 주사액 백신으로 육중한 인체 면역을 감당하기에는 한계가 있다. 진정한 면역은 생활 속의 필요충분조건인 물에서 찾아야 한다.

㈜대명바이오 생명과학은 동물 임상실험에서 각각 3개월간 일반수 40마리, 음(-)이온수 40마리에 물을 공급한 후 피를 뽑아 한국 굴지의 녹십자의료재단 실험실에서 검증한 결과 혈청 전신 면역 항체

성분(IgG)이 일반수에 비해 음이온수 공급 40마리가 216% 증가하는 것을 확인할 수 있었다.

코로나 확진자를 구한 '니나 블루골드'

코로나는 폐 급성염증과 폐 섬유화로 사망한다. 한국 길병원 재단 가천 의과대학교 생명과학과 팀은 한국에 코로나가 유행하기 전인 2019년 초에 미세먼지를 통한 폐 섬유화 발병에 대한 동물 임상실험을 진행했다.

BLM 폐암 치료제로 정상 폐를 급성 염증화한 다음 PDS 약물 치료와 음(-)이온의 물 '니나 블루골드' 공급 치료를 병행하며 비교·실험하였다. 그 결과 염증 치료제인 PDS 약물 치료의 결과는 나타나지 않았고, '니나 블루골드' 공급 치료 결과 급성염증이 사라져 건강한 폐로 회복되었다. 가천의과대학의 실험 결과에 대한 평가는 음(-)이온수인 '니나 블루골드'가 치료를 유도했다는 것이 주요 내용이다.

코로나바이러스에 감염되었던 위중증 환자가 죽음의 문턱에서 살아났던 예도 있다. 2020년 대구에 사는 70대 부부가 검진 결과 코로나에 확진되어 대구광역시 의료원에 입원하였다. 부인 김 씨는 입원 이틀째에 폐렴이 발생하여 코로나 위중증 환자로 경북대학교병원의 중환자실에 입원하고 산소호흡기를 착용하게 되었다. 40일간 치료를 받았으나 가족들은 병원으로부터 환자의 폐가 섬유화되어 사흘밖에 살지 못한다는 전화를 받고 절망했다고 한다.

환자의 남편 성 씨는 '니나 블루골드'가 위급 환자에게 좋다는 정보를 듣고 대명바이오로 찾아왔고, 음(-)이온의 '니나 블루골드'와 폐 급성염증 회복 임상실험 자료를 부인이 입원한 병원의 주치의에게 보여주었으며, 의사는 환자의 '니나 블루골드' 음용을 허락했다. 음용 사흘째 어둡던 폐가 밝아졌고, 폐의 급성염증이 정상 폐로 회복되어 12일 만에 퇴원했다. 이를 기적이 아니라 말할 수 있을까?

이러한 검증된 자료와 사실을 바탕으로 온 세상에 물이 면역이고 물이 생명을 지킨다는 명백한 진리를 알리고자 한다. 의학계에서 공유할 수 있다면 인류의 미래는 바이러스의 공포로부터 자유로울 것이다.

감염병 치료의 후유증에도 해법은 음(-)이온수

코로나바이러스에 감염되어 치료 후 후유증을 앓다가 회복한 사례도 있다. 코로나 양성으로 병원에서 입원 치료를 마치고 퇴원한 울산시의 공무원 곽 씨는 코로나 감염 후 후유증으로 병원에서 약을 처방받아 5개월간 복용했으나 계속 호흡이 불편했다. 담배 연기와 음식이 탄 냄새를 맡으면 호흡 불편이 더욱 심해져 공무원을 그만둘 생각과 함께 가족에게 유언장을 남기고 산으로 들어가 자연인 같은 생활을 해야겠다는 결심까지 했다고 한다.

어느 날 ㈜대명바이오에서 생산하는 음(-)이온의 '니나 수'가 코로나 후유증을 겪는 환자들의 건강 회복에 많은 도움이 된다는 소문을 듣고 물을 구하여 마신 결과, 1주일 만에 호흡 불편이 없어졌고, 현재는 불편 없이 공무원 생활을 계속하고 있다.

또 울산에 사는 60대 여성 강 씨도 코로나 양성으로 병원 입원 치료 후 퇴원했으나 호흡 불편으로 여러 종합병원에서 약을 처방받아 7개월간 복용했지만, 호흡 불편은 더 심해지고 몸의 상태가 더욱 나빠졌다. ㈜대명바이오의 '니나 블루골드'에 대한 정보를 듣고 마신 결과 호흡 불편이 없어지고 약을 끊었다는 체험수기를 자필로 써서 저자에게 보내왔다.

코로나 감염자의 경우 치료했더라도 80%가 후유증을 겪는다고 한다. 정부가 의약과 백신으로만 해결하고자 한다면 국민의 건강은 미래가 없다. 음(-)이온의 물이 최상의 자연 백신이라는 사실을 국가도 세계보건기구(WHO)도 간과하지 말아야 한다.

잊을만하면 찾아와 인류를 공포의 대재앙 속으로 몰아넣는 바이러스와 질병을 근본적으로 예방하고 치료하는 방안을 음(-)이온수라는 자연 백신에서 찾기를 촉구한다.

음(-)이온수는 감염병의 자연 백신

21세기에 들어와 6~7년 간격으로 사스, 메르스, 코로나 등 바이러스로 인한 감염병에 속수무책으로 피해를 당해 왔다는 사실은 이미 언급했거니와 생명의 위협은 말할 것도 없고 신체적, 정신적, 경제적 피해는 이루 헤아리기조차 어렵다.

2019년 코로나의 경우는 폐가 급성염증에 감염되는 폐질환으로 호흡을 하지 못해서 사망한다는 결론이 있었다. 저자는 코로나 전염병이 한국에 퍼지기 전에 이미 가천대학교 생명과학과에서 ㈜대명바이오의 고유 브랜드인 음(-)이온의 '니나 수'가 폐의 급성염증에 어떻게 반응하는지 임상실험을 진행하게 되었는데, 그 결과가 매우 경이롭고 큰 충격이었다.

실험을 위해 건강한 실험 쥐의 폐에 폐암 및 피부암 치료제인 블레오마이신(BLM)을 인위적으로 투여하자 폐 세포가 크게 파손되고 급성염증으로 변했다. 그다음 순서로 폐의 급성염증을 병원에서 주로 사용하는 염증 치료제인 PDS로 치료한 결과 파손된 폐 세포가 회복되지 않았지만, '니나 수'를 공급한 실험 쥐의 폐는 인위적으로 손상되기 전 상태로 완벽하게 회복되는 결과로 나타난 부분이 가장 큰 충격이었다.

다시 말해 폐의 급성염증이 염증 치료제인 PDS로 치료했을 때는 잘 회복되지 않았는데, '니나 수'를 투여했을 때는 손상된 폐가 상상을 초월할 정도로 원상태의 건강을 회복하는 경이로운 결과를 확인할 수 있었다.

"'니나 수'가 폐의 급성염증 완화를 유도한 겁니다."

실험을 주도한 생명과학 전문 교수의 평가가 아니더라도 눈으로 직접 확인할 수 있는 놀라운 결과였다.

직접 보고도 모르는 청맹과니들

2020년, 경북 청도에서 한국의 첫 코로나 사망자가 발생했을 때 방역 당국은 초비상이 걸렸었다. 저자는 청도 군수를 찾아뵙고 폐 실험과 녹십자의료재단이 검증한 전신면역항체성분 2배 증가 실험 자료를 보여 드렸다. 군수께서는 청도군 청사 내에 질병관리본부가 내려와 상황실을 운영하고 있다며, 비서실장에게 저자를 상황실로 안내하라고 했다.

코로나 비상상황실로 들어가 K팀장에게 가져간 임상실험 자료를 설명했더니 한 눈에 읽어보고는 "당장 사용해야겠으니 식약처에 빨리 접수해 주세요." 하고 요청했다. 저자는 곧바로 충북 오송에 있는 식약처에 절차대로 접수하였고, 접수 결과 약으로 등록 절차를 밟으라는 안내와 답변을 받았다.

거기까지가 순진한 저자의 용감한 도전이었던 셈이다. 중소기업이 약으로 등록하기 위한 절차를 밟는다는 것은 해보지 않으면 모를 정도로 상상을 불허한다. 특히 천문학적인 비용과 시간이 필요한데, 이는 하지 말라는 말과 다름없는 절차였다.

국가가 코로나로 초비상의 중대한 상황이라 코로나를 총 지휘하는 국무총리실에 접수한 결과, 국무총리(실)는 질병관리본부로 이첩

하라고 했다는 말만 내뱉고는 감감무소식, 국회 보건복지위원회 국회의원 20대의 21명, 21대의 24명에게도 각각 이메일을 보내 접수했으나 답신은커녕 단 1명도 쳐다보지 않았다. 그야말로 청맹과니들을 상대로 저자 혼자 북 치고 장구 친 꼴이었다.

기업이 기술을 창조하고 국가가 이를 실천에 옮기면 국익을 창출하여 국민들에게 행복을 주는데, 기업이 하는 일을 국가가 외면하고 간과해 버리는 현실에 기업인의 한 사람으로서 나라가 너무나 한심하고 원망스럽기도 하다. 기업이 국부라 했는데, 정부는 왜 있는지 알 수가 없다.

약이 아니어서 효과를 본 생명수

그런 가운데 코로나로 격리된 대구의 70대 부부 가운데 남편은 음(-)이온의 '니나 수'를 치료 중인 병원에 가지고 들어가 마셨더니, 사흘 만에 고열에서 정상체온으로 돌아와 음성판정을 받고 10일 만에 퇴원했다. 그런데 부인은 코로나로 격리된 지 이틀 만에 폐렴이 걸려 경북대학교병원에서 산소 호흡기를 착용하고 40일간 치료를 받다가 폐 섬유화로 사흘밖에 살 수 없을 것이라는 병원의 통보를 받았다.

음(-)이온의 '니나 수'를 마시고 먼저 퇴원한 남편이 부인의 주치의에게 '니나 수'의 임상실험 자료를 보여주고, 환자가 '니나 수'를 마실 수 있게 해달라고 간곡하게 부탁하여 주치의의 배려로 부인도 '니나 수'를 마시게 되었다. 폐 섬유화로 심각하게 굳어가던 코로나 환자의 폐가 '니나 수'를 마신 지 사흘 만에 밝아지기 시작했고, 12일 만에 퇴원할 수 있었다.

옛날이야기 같지만 요약하면 간단하다.

병원에서 환자와 가족에게 사흘밖에 살 수 없을 것이라 통보하자,

물만 잘 마셔도 건강하게 오래 산다

보호자가 '니나 수' 실험 임상자료를 의사에게 전달하며 확인을 받고 환자가 '니나 수'를 마시도록 했는데, 12일 만에 퇴원했다는 이야기다. 저자는 환자 당사자로부터 병원 기록을 확보하여 보유하고 있으며, 이를 증언하는 보호자의 동영상도 확보하고 있다.

정신 차려, 이 친구야

그때 생각을 하면 뜬금없이 김수철이란 가수의 〈정신 차려, 이 친구야〉라는 노래가 떠오르곤 한다. 저자 자신에게 하는 푸념인지, 미쳐 돌아가는 나라꼴에 대해 하는 소리인지는 모르겠으나 하여간 답답한 심정을 대변하는 노래였다.

당시 한국은 수만 명이 코로나에 걸려 생사의 갈림길에 서 있었고, 점차 사망자가 급증하여 화장시설이 부족하다는 뉴스 보도가 이어지기도 했다. 의학계에서 '니나 수'의 실험 결과를 공유하고 국회의원과 정부가 바로 보았다면, 코로나로 죽어가는 수많은 생명 가운데 한 명이라고 더 살릴 수 있지 않았을까?

대한민국 정부와 국회의원 모두 직무 유기라는 생각을 지울 수 없다. 잠깐 눈을 돌려 관심을 갖고 사실을 확인해 보았다면 한국은 코로나 청정지역으로 세계만방에 위상을 떨칠 수 있었을 뿐만 아니라 수십조, 수백조 원에 이르는 경제적 손실까지 막을 수 있었을 것이다.

사람들이 수없이 죽어가는 국가 초비상 사태의 특수 상황인데, 꼭 현대의학의 접근 방법에만 몰두하여야 할까? 의사는 사람을 살리는 직업인가. 돈을 버는 직업인가? 국가와 국회는 국민을 정치적으로만 이용하는 게 아닐까? 이제나 저제나 소리 없이 사라질 백성들만 억울하고 불쌍하다는 생각을 지우기 어려웠다.

물은 자연백신

코로나라는 정체불명의 팬데믹으로 소리 소문 없이 이슬처럼 사라져 가는 고귀한 생명을 생각하면 저자는 그저 가슴이 미어진다. 이 책을 쓰면서 지구촌의 인류에게 "세상이 왜 이래?"라는 말을 한마디 남기고 싶다. 말을 꺼내놓고 보니 가황(歌皇) 나훈아의 〈테스 형〉이란 노래와 결이 비슷하다는 느낌마저 든다.

내 가족과 내 생명은 내가 지켜야 한다.

집안의 화초가 시들어 죽어갈 때 살아있는 물을 주면 살릴 수 있다. 현대인은 약에만 매달려 약으로 살아갈 수밖에 없는 세상이 되었다. 생각도 없고 융통성도 없는 처신이다. 급할 때 응급조치는 병원에서 하더라도 건강은 인체 항상성(Homeostasis)에 바탕을 두고 나 스스로 찾아야 한다.

물은 생명이다. 살아있는 음(-)이온의 물은 삶에 필수인 생각이요 융통성이다. 우리는 물이 생명이라는 사실을 절실히 깨달으며 살아야 한다.

에이즈와 21세기 3대 전염병, 그리고

21세기 지구촌의 숙제로 에이즈, 말라리아, 결핵의 3대 전염병을 꼽는다. 여기에 사스, 메르스, 코로나 등 6~7년 주기로 지구촌을 강타하는 새로운 바이러스 전염병도 보태진다. 고귀한 생명과 건강을 위험

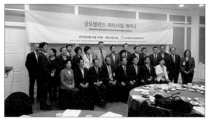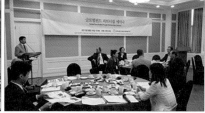

빌게이츠 글로벌펀드 재단 방한 국회 세미나

물만 잘 마셔도 건강하게 오래 산다

에 빠트리는 이런 전염병을 극복하기 위해 인류는 백신을 개발하는 등 수많은 노력과 도전을 거듭해 왔으나 결국 인명피해를 비롯한 막대한 손실은 결코 줄어들지 않는다.

미국의 세계적인 거부이자 마이크로소프트의 창업자인 빌 게이츠는 글로벌 펀드를 조성하여 연간 약 40억 달러, 한화로 약 5조 원을 에이즈, 말라리아, 결핵 퇴치를 위한 백신과 전문 치료를 위해 쓰고 있으나 기대하는 결과에는 미치지 못하는 듯하다.

저자는 2007년 빌 게이츠 재단인 글로벌 펀드 방한 시 국회에서의 특별 세미나에 보건복지부 추천으로 참석하여 글로벌 펀드가 소개하는 재단의 임직원들과 많은 국회의원들 앞에서 〈물은 면역이다〉라는 주제로 발표한 적이 있다.

글로벌 펀드 임직원들과 국회의원들은 '물이 면역'이라는, 어쩌면 난생처음 들어보는 설명에 관심이 많아 보였다. 오늘의 문제는 지구촌 인류가 불치병, 난치병으로 수난을 겪고 있는데 근본적인 대책이 없다는 것이다. 앞서 거론한 에이즈, 말라리아, 결핵에다 사스, 메르스, 코로나까지 전염병과 불치(不治)·난치(難治)의 질병에 대한 해결책은 인류의 영원한 숙제일 수밖에 없다.

그런데 물이 면역이라는 사실을 알면 어떻게 될까?

물이 자연 백신이라는 사실을 알면 어떻게 될까?

실험을 통해, 음용(飮用) 등의 경험을 통해 음(−)이온의 물이 면역이요, 최상의 자연 백신이라는 사실을 이제는 직접 얼마든지 확인할 수 있다.

옛날부터 현대의학에 이르기까지 질병 원인체 중심으로 치료해온 2,000년 이상의 역사에서 한 발자국도 벗어나지 못하는 것이 인류의 불행이다. 100밀리리터(ml)의 일회용 백신 주사로 치료와 예방이 가

당하기나 할까? 일회용 백신주사로 우리 몸의 60조 개 세포를 관장하여 전신 면역체계를 지속적으로 유지하기는 역부족이며, 질병을 근절할 수 있는 본질적인 해결책과도 거리가 멀다.

궁즉통窮卽通으로 찾아낸 물

하지만 답은 있다. '궁즉변(窮則變), 변즉통(變則通), 통즉구(通則久)'라는 『주역』〈계사하전(繫辭下傳)〉의 말 그대로 '궁하면 변하고 변하면 통하고 통하면 오래간다.'는 것이다. 그 주인공이 바로 살아있는 물, 음(-)이온수다.

우리 몸의 주인공인 세포의 90% 이상이 물이다. 세포가 수분이 부족하면 세포 고유의 기능을 발휘하지 못하는 것이 면역력 저하다. 세포가 물이 충만했을 때 세포는 최상의 기능을 발휘한다. 마치 자동차의 타이어가 바람이 가득 찼을 때 자동차가 잘 굴러가듯이 물과 공기는 액체와 기체지만 세포와 타이어 내에서는 구조의 역할로써 그 기능을 100% 발휘한다.

세포 하나하나의 정상적인 고유 기능은 바이러스, 곰팡이, 세균 등 외부의 침입자를 모조리 물리칠 수 있다. 저자는 30여 년간 물과 질병에 도전하여 의학이 접근하지 못한 수많은 난치(難治) · 불치병(不治病)으로부터 벗어날 수 있는 해답을 얻을 수 있었다.

캄보디아 음(-)이온수 봉사와 UN기업

2007년, 동남아 에이즈 퇴치 총재인 캄보디아 대통령 영부인 분나리 훈센 여사와 정부 수반(국회의장) 지아심 의장, 그리고 에이즈, 말라

해외 세미나 및 행사, 임상실험 발표

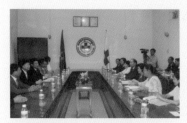

캄보디아 적십자협회 에이즈 케어
㈜대명바이오 세미나 및 기부행사

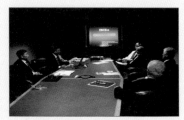

미국 시애틀 시청(워싱턴 주)
㈜대명바이오 세미나

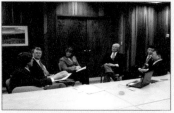

미국 아이다호주립대학교, 농업부
㈜대명바이오 세미나

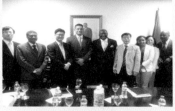

아프리카 앙골라 정부 초청방문
임상실험 발표

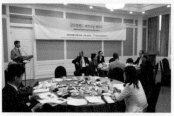

빌게이츠재단 글로벌펀드 방한
국회세미나 '대명바이오 니나블루골드
면역증강' 발표

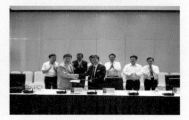

베트남 국제노인병원
고엽제 환자 면역케어 협약

리아, 결핵 치료 병원의 의사들이 한자리에 모인 자리에서 저자는 〈음
(-)이온수와 항상성 치유〉에 대해 설명했다.

난치·불치 환자들에게 음(-)이온의 물을 마시게 하여 면역체계를
강화하고 항상성(Homeostasis)을 높이는 치유 효과에 관한 설명이었

다. 캄보디아 정부 사인으로 에이즈 병원 등에 음(-)이온수 생산 대형 시스템을 기증했던 일에 남달리 큰 보람을 느꼈다. 물론 캄보디아 정부가 적극 나섰던 데는 이유가 있다.

캄보디아 어느 시골 마을의 주민 7~800명이 만성적인 설사병을 앓고 있었는데, 저자가 무상으로 제공한 음(-)이온수 생산 시스템으로 생산한 물을 마시게 한 결과, 설사병을 앓는 주민이 한 명도 없다는 사실을 확인할 수 있었기 때문이다.

장(腸)은 우리 몸의 면역에서 70%를 차지한다. 설사병 없는 생활은 면역체계가 바로 세워진 결과로 보아야 한다. 저자는 이를 계기로 더욱 투철한 사명감을 갖게 되었고, 2009년 저자가 운영하는 ㈜대명바이오를 UN기업으로 등록하였다. 생명수로 생명을 살리는 보람된 일을 세계 곳곳으로 펼쳐 나가기 위한 시도이다.

한센(나병)인들에게도 희망을

면역체계만 바로 세우면 어떠한 질병도 예방할 수 있고 물리칠 수 있다. 2010년, 저자는 경상남도 H군에 있는 D농원으로 불리는 한센인 집단 마을을 방문하여 마을 지도자들을 만났다. 음(-)이온수와 면역체계 강화에 대해 설명하였고, 마을의 94세대 전 주민이 음용할 수 있

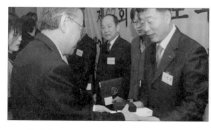

국무총리상 수상

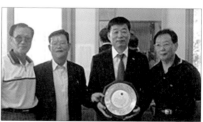

한센인들에게 희망을

물만 잘 마셔도 건강하게 오래 산다

는 미니 컨테이너 형 음이온 정수 시스템을 헬스케어 생활 음용수로 음용할 수 있도록 마을 회관에 시설해주었다.

한센인들도 일반인들과 똑같이 고혈압, 당뇨 등 만성질환이 많았다. 한센인들은 눈이 빨갛게 충혈(充血)되는 현상이 특이했고 제법 심해 보였다. 음(-)이온수를 음용한 지 6개월이 지나 마을 주민들이 초청해서 갔더니 빨갛던 눈 충혈이 없어졌고, 표정이 한결 밝아져 온화한 모습의 주민들을 만날 수 있어서 좋았다. 마을 주민들로부터 음이온수 음용 후 건강해져서 고맙다며 주민들의 뜻을 모은 감사패까지 받았다.

뜻밖에 감사패를 받는 순간, 저자는 눈시울이 젖어들었다. 오히려 저자가 주민들에게 감사했다. 일반인들이 공연히 멀리하는 경향이 있지만, 한센인들도 열심히 살아가는 평범한 사람들이고 남달리 정이 많다는 사실을 피부로 느낄 수 있었다.

오래전부터 저자는 손 경락 치유를 배웠는데, 한센인들의 손을 잡고 경락 치유를 하면서 무척 가슴이 아팠다. 경락 치유를 하려면 손가락이 있어야 하는데 손가락이 짧거나 없는 사람들이 많았기 때문이다. 그럼에도 그들은 닭을 키우고 대량으로 계란을 생산하여 생업을 유지하며 행복한 삶을 살고 있었다.

한센인들과의 만남으로 해당 지자체 군수님의 초대를 받기도 했다. 군청으로 찾아갔더니 군수님뿐만 아니라 경상남도 각 언론사의 기자 분들까지 저자를 기다리고 있었다. 군수님이 각 언론사 기자들도 부르셨다는 것이다. 원님 덕에 나팔 분다는 말 그대로, 생각지도 않았던 언론사의 취재에 또 한 번 감사했다.

후쿠시마 토양 방사선도 잡는다고?

물은 자연백신

1986년 구(舊)소련 체르노빌 원전 방사능 유출 사고는 그야말로 대재앙이었다. 수많은 사망자와 장애인이 생기고 아기가 기형아로 태어났다. 2011년 일본 후쿠시마 원전에서 또다시 방사능이 유출되었다. 후쿠시마 토양의 방사능 오염은 어느 정도일까? 저자는 ㈜대명바이오 발명특허 시스템인 기능성 정수장치를 일본에 수송하여 방사성 물질로 오염된 후쿠시마의 토양 200평에 음(-)이온의 물을 1주일 동안 매일 살포한 결과, 방사성 물질의 수치가 꾸준히 감소하는 것이 관찰되었다. 1주일 후에는 초기 대비 2,000배까지 감소한 것으로 확인되었다. 이는 일본 Z대학교와 관련 연구소의 검사 결과를 통해 입증되었다.

방사성 물질은 토양을 극도로 산성화시키는 양이온이므로 음(-)이온의 물을 살포하여 양이온의 토양을 중화시키면 토양에 미생물이 많아지고 미생물은 토양의 방사성 물질을 처리하는 결과로 볼 수 있다.

예를 하나 들어보자. 한국의 경북 구미시의 S골프장에 잔디가 갈색으로 죽어가는 라지패치(Large patch)병이 생겼다. 병든 잔디에 음(-)이온의 물을 하루 10~20분 동안 살포한 결과 잔디가 살아나는 결과를 확인할 수 있었다. 라지패치병은 농약으로 처리하기 어려운 잔디의 바이러스병으로 알려져 있다.

음(-)이온수를 채소 농장의 하우스 내에 살포하면 토양이 굳지 않고 흙이 포슬포슬한 것을 확인할 수 있다. 일반수를 살포한 토양은 흙이 딱딱하게 굳어 버린다. 음이온수를 배추에 살포해서 키우면 배추의 잎이 일반수를 살포한 배추보다 2~3배 두텁고 배추가 가득 차는 것을 확인할 수 있다. 토양에 미생물이 많으면 작물들이 건강할 수 있다. 결론적으로 음(-)이온의 물은 방사능 오염물질을 중화시킬 때처럼 토양의 미생물을 증가시켜 작물을 잘 자라게 한다.

물만 잘 마셔도 건강하게 오래 산다

2012/09/24/月 11:48　　　73191

放射能除染実施結果書　　　　その6−6

1・実施場所　　福島県双葉郡葛尾村地内　水田（　吉田　学　所有地　）

2・実施測定　　自　平成　24　年　　　9　月　　18　日
　　　　　　　　至　平成　24　年　　　9　月　　19　日

3・散水溶液　　OJSK24（大隅浄水工業スーパー混合液体）で特徴は飲んでも害が
　　　　　　　　なく、天然水に多種多様の成分を混合した液体である。

4・除染方法　　水田草払い後、OJSK24をスピードスプレヤーによる散布

5・除染実施日　自　平成　24　年　　9　月　18　日
　　　　　　　　至　平成　24　年　11　月　30　日

6・測定者　　　測定者　有限会社　大 隅 浄 水 工 業　　　小 原　英 男

7・立会人　　　立会人　福島県双葉郡葛尾村大字上野川字仲浜61　　吉田　　学
　　　　　　　　福島県田村市船引町上移地内　　　　　　　　　　古 泉　豊 吉

8・測定結果　　　　　　　　　　　　　　　　数値は1時間当りで単位はすべてマイクロシーベルト

地目	水田	水田	水田	水田	水田	水田	除染洗浄液体		
測定場所	四隅 1	四隅 2	四隅 3	四隅 4	中央 5	1〜5	OJSK24		
測定位置	地上1cm	地上1cm	地上1cm	地上1cm	地上1cm	地上1cm	反 当 り		
作　業 実施場所	葛尾村	葛尾村	葛尾村	葛尾村	葛尾村	放射能	散 水 量		
実施日 空間線量	1.98	1.98	1.98	1.98	1.98	除去率	使用水量	累計使用量	
9月18日 除染前	1.95	1.98	2.04	2.10	2.00	0%			
第1回散水後	1.26	1.24	1.30	1.33	1.25	33%	200ℓ	200ℓ	
9月19日 第2回散水後	0.85	0.90	0.95	0.98	0.90	55%	〃	400ℓ	
9月20日 〃	0.50	0.55	0.60	0.65	0.55	72%	散水なし	—	
9月21日 第3回散水後	0.23	0.28	0.30	0.28	0.33	86%	200ℓ	600ℓ	
9月22日 第4回散水後	0.12	0.15	0.17	0.20	0.16	92%	200ℓ	800ℓ	
9月23日 第5回散水後	0.08	0.11	0.12	0.15	0.13	93%	200ℓ	1,000ℓ	

※1・OJS混合液体は13種類以上の成分を含む液体で、気候や天候・場所いろいろな条件によ
　　って、種類や配合比が異なります。

　2・たんぱく質等を溶菌させる成分や健康を阻害させる成分は含まれておりません。

　3・水と混合された成分はイオン化によって、より除染の効果が高くなります

　4・水の持つ性質と成分によりプラズマの還元力が生じ、放射能と反応しており、ニュートリノの
　　時空を超える理論と高尾疫治博士の虚と実の理論に相違ないものとなります。

　5・この混合液体の取扱い及び散水は、同じ調合された液体でも人によって効果がかなり異なり、
　　容易に誰でもできるものでは有りません。又液体の最大効果は、長年この液体と取り組ん
　　でいる人の製造が最も重要です。

　6・新OJSK24の誕生により、一挙に広範囲の除染が可能となります。

　　　　　　　除染実施業者　本　社　鹿児島県鹿屋市川西町4460−2
　　　　　　　　　　　　　　有限会社　　大 隅 浄 水 工
　　　　　　　　　　　　　　代表取締役　郡 山　義
　　　　　　　　　　　　　　T E L　0994 40　6667
　　　　　　　　　　　　　　F A X　0994 40　6668

일반세균은 무해無害할까?

사람은 항상 공기와 음식, 물, 그리고 일반세균과 함께 살아간다. 정부는 음식물의 일반세균 허용 수치를 10~100만으로 규정하고 있다. 그리고 물은 밀리리터당 일반세균 수를 100 이하로 규정하고 있다. 이것은 수돗물을 정수할 때의 기준치이며, 일반세균이 100 이상 되었다고 해서 건강에 문제가 된다는 법적 근거는 없다. 다만, 대장균이나 살모넬라균이 법적 기준치를 넘었을 때는 건강을 위협하는 문제가 될 수 있다. 어쨌든 이런 세균은 주의해야 한다.

손을 1~2시간 씻지 않으면 손가락 하나에 2~3만 마리의 일반세균이 있다고 한다. 그리고 입속의 침 1cc에는 세균 1억 마리가 있다고 한다. 까마득한 옛날인 1960년대에는 출산 후 산모가 젖이 부족하면 입으로 생쌀을 씹어 아이 입에 넣어주며 키우기도 했다. 그 당시에는 우유가 없었고, 또 지금처럼 칫솔에 치약을 묻혀 제대로 양치질하는 대신 소금으로 양치질하곤 했다.

장(腸)에는 100종류나 되는 세균이 100억 마리가 살고 있으며, 좋은 세균과 나쁜 세균이 함께 존재한다. 유산균처럼 좋은 균은 나쁜 세균과의 장내 싸움에서 오히려 장의 면역성을 높여 건강에 도움이 된다. 이런 사실은 1990년대에 세계보건기구(WHO)가 제네바에서 발표한 바 있다.

우리는 좋은 세균을 어떻게 활용할 것인지, 건강한 생활을 위해 참고해야 한다. 아이의 분유를 탈 때 세균 걱정한답시고 팔팔 끓인 물에 타서 아이에게 먹이는데, 여기서 세균보다 끓인 물이 더욱 위험하다는 사실을 알아야 한다.

끓인 물은 죽은 물이다. 끓인 물을 화초에 주면 화초가 말라 죽고,

물만 잘 마셔도 건강하게 오래 산다

어항에 넣어 물고기를 키우면 물고기가 죽는다. 물은 생명에 직결되어 있고, 물을 끓이면 죽은 물이 된다는 사실을 알아야 한다. 분유를 탈 때는 끓인 물보다 물을 40도 미만으로 살짝 데워서 사용하면 아이의 면역과 건강에 훨씬 이롭다.

구제역 AI 면역은 어떻게?

2012년 한국은 구제역 바이러스로 인해 국가와 국민이 대공황에 빠졌다. 소[牛] 수백만 마리가 살처분되어 천문학적인 경제적 피해와 땅에 묻은 가축이 국토를 오염시키는 극심한 환경적 피해를 보았다. 10여 년이 지난 지금도 우리에게 생생한 기억으로 남아있으며 아직 끝이 아니다. 해마다 5조 원 이상의 천문학적인 국민 혈세를 구제역 관련 비용으로 국가 예산에 편성하여 공식으로 사용 중이다.

가축의 역병 구제역 바이러스나 인류의 역병 코로나바이러스의 결과를 놓고 보면 사람이든 동물이든 생명을 잃고, 경제적 피해가 뒤따른 다음에야 백신이 개발되지만, 다시 새로운 역병이 찾아오는 악순환이 반복되어 나타난다. 인류의 생명은 바람 앞의 촛불이나 마찬가지인 셈이다.

저자는 수십 년 동안 불치(不治)·난치성(難治性) 병으로 병원에 다니거나 병원 치료마저 포기한 수많은 사람에게 생활 속에 필수 불가결한 음용수(飲用水)를 통해 건강에 희망을 주었고, 그들이 행복한 삶을 살아가는 모습을 보면서 보람을 느꼈으며, 물의 생명력과 치유력에 대해 확신하게 되었다.

동물도 인류와 마찬가지로 생명체이다.

특히 인류와 밀접한 소, 돼지, 닭 같은 가축에게 저자가 연구한 물을 공급한 결과 동물의 질병과 폐사가 눈에 띄게 감소했다. 더욱이 저

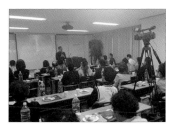

구제역 AI 가축 음용수를 통한
면역력 증가만이 답이다.
-
국립부경대학교
수산생명의학
허민도 교수 발표

자가 연구한 음(-)이온의 물을 공급하기 전에는 포화지방이었던 육
고기가 물을 공급하여 사육한 이후에는 건강에 이로운 불포화지방의
비율이 높게 나타난 결과를 국립경상대학교에서 연구 논문으로 발표
하였다. 그리고 임상실험에서 일반수 대조군에 비해 바이러스를 잡는
백혈구 40%, 적혈구 25%가 높았으며 면역력이 크게 증강하는 것을
확인할 수 있었다.

　　2016년 수의학 박사인 국립부경대학교 허민도 교수가 전남 완도
군수에게 추천하였고, 완도 군수는 저자가 연구한 특허 기술 기능성 정
수장치를 활용하여 소에게 음(-)이온의 음용수를 공급하도록 했다. 소
의 설사병이 멈추고 어린 송아지의 폐사가 없어지는 결과가 나타났다.

　　일반수와 음(-)이온의 바이오 기능수를 공급한 소 각각 40마리로부터
피를 뽑아 한국 최대 의료재단인 녹십자의료재단 실험실에서 검증한 결과
일반수를 공급한 소에 비해 바이오 기능수를 공급한 소에서 혈청 전신 면
역 항체 성분인 IgG가 216% 증가하는 놀라운 결과를 확인할 수 있었다.

　　바이오 기능수 물을 마시게 해서 질병이 없어진 사실은 혈액 속에 전신
면역 항체 성분이 극대화되었기 때문이라는 점에 주목하지 않을 수 없다.

　　구제역으로 국가 비상사태일 때 저자가 울산의 A국회의원을 찾아
가 구제역을 충분히 막을 수 있다고 설명했더니 A의원은 농식품부의
B장관을 직접 소개해 주었다. B장관에게 자료를 토대로 설명하고 농

림부 선임 연구원으로부터 연락을 받아 수의학 박사인 국립부경대학교 교수와 함께 농림부를 방문하게 되었다.

국립부경대학교, 국립경상대학교, 건국대학교, 미국 아이다호주립대학교 등 그동안의 많은 대학 임상실험 논문 자료를 토대로 설명했더니 농식품부는 구제역 실험에 대한 공식 공고를 했다. 농식품부는 축산생명과학 전문의 건국대학교와 충남대학교 두 대학교에서 가축 동물 질병 관련 실험한 실적이 있는 연구기관이나 기업체만 참여가 가능하다는 공지를 했다.

㈜대명바이오는 건국대학교 축산생명과학과와 함께 2008년에 동물 임상실험을 진행했기 때문에 농림부의 구제역 임상실험 공고에 참여할 수 있는 조건이 되었다. 건국대 교수와 참여를 검토했으나 농림부 공고는 형식적인 발표에 불과했고, 교수는 실험에 참여할 수 없는 조건이라 포기했다.

당시 공고는 구제역 실험과 가축 사육과 관련된 몇 가지 실험에 대해 공지되었다. 다른 실험과 비교하자면 보통 3년, 5년간 실험하며 실험 비용도 3~5억이 든다고 한다. 그런데 이 공고는 구제역에 대한 것이고 매년 구제역에 5~6조의 비용이 공식적으로 사용되는데, 실험 비중이 가장 큰 부분에 1억으로 1년간 실험을 해야 한다는 공지에 교수는 참여가 도저히 불가능하다며 포기하고 말았다.

저자는 기가 막혀 농식품부 선임 연구원에게 1억으로 1년간 구제역 실험을 어떻게 하느냐고 질문했더니 쥐 몇 마리로 몇 개월만 실험하면 된다는 식의 답을 받았다. 교수와 대화를 했더니 가축 동물에 있어서는 구제역 실험이 가장 큰 실험이고 가축 사육 현장을 지정하고 많은 시간과 노력, 인력을 동원해야 하는 큰 규모의 실험인데 농식품부의 구제역에 대한 실험 대처가 매우 소극적이라고 안타까워했다.

또 구제역 발생으로 국가 비상사태였을 때 저자는 안동시를 방문하여 부시장과 대화로 공감하고 시청 대강당에서 안동시 공무원들에게 설명회를 갖는 자리를 가졌다. 국립부경대학교 C교수는 "가축 음용수가 가축에게 최대의 면역력이 될 수 있고, 구제역은 가축의 음용수로 충분히 막을 수 있다."라고 직접 설명했다. C교수는 경북대학교에서 수의학을 전공하고 일본 동경대학교에서 수의학 박사 학위를 받은 교수로 가축의 질병과 관련한 전문 교수로서 대학교에서 〈구제역, 물과 면역으로 막을 수 있다〉라는 내용의 기자 회견도 했다. 저자 역시 〈구제역 블랙홀, 막을 수 있다〉라는 주제의 자료를 준비하여 당시 측근을 통해 대통령에게 직접 전달하기도 하였다.

기술은 국가의 경제이며 경제는 국가의 실존이다.

기술은 기업이 만든다. 기업이 아무리 좋은 기술을 만들어도 국가에 의해 휴지 조각이 되어버린다면 막대한 피해는 국민이 입게 된다. 1조 원으로도 구제역을 영구히 예방할 수 있는데, 이를 공무원이 간과하고 엄청난 국민의 혈세가 지금도 구제역 비용으로 매년 5조 원이 사용되고 있다. 이런 안타까운 현실에 대해 국가와 국회, 그리고 공무원들에게 아무리 소리쳐도 지나가는 메아리일 뿐이다.

미래의 대한민국이 어디로 가고 있는가?

국가의 앞날이 빤히 보일 뿐이다. 땀 흘리는 우리 국민과 기업의 노력이 있었기에 세금이 있고, 세금이 있어야 정부와 공무원이 유지될 수 있다. 공무원은 돈이 하늘에서 떨어지는 줄만 알고 있는 것 같아서 많은 국민의 마음은 불편할 뿐이다. 공무원 한 사람, 한 사람이 작은 정부라고 생각하고 국민과 나라를 위해 더 적극적이고 헌신적인 자세로 나서야 국가와 국민의 미래가 있을 것이다.

부강한 국가의 기본은
건강한 사회

물

●

물이
인류의 대재앙 코로나의
일등 백신

● 행복의 척도 가운데 가장 첫손가락에 꼽을 수 있는 항목이 건강이다. 그런데 건강을 위협하는 요소가 하나둘이 아니다. 2024년 벽두부터 몰아닥친 의과대학 학생 수 증원과 의료체계를 둘러싼 의료대란이 질병의 공포에 시달리는 국민을 불안에 빠뜨리는가 하면 높은 의료보험 수가도 걱정스럽다.

한국의 의료비 지출 수준이 2021년 보건복지부와 OECD 자료에 따르면 경제개발협력기구(OECD)의 평균 수준을 넘어선 것으로 파악되었고, 국민이 보건의료에 사용한 비용인 '경상 의료비'는 약 180조 원으로 국민총생산(GDP) 대비 8.8%를 넘어섰고, 2022년에는 200조 원을 넘어 GDP 대비 10%에 육박한 것으로 나타났다.

경상 의료비가 200조 원이라면 국가 예산의 30%를 웃도는 수준으로 미래의 국가 흥망이 질병과 보건의료 비용에 의해 좌우된다는 말을 실감할 수 있다. 더욱이 한국은 초고령화 시대로 진입했다고 하니 이런 추세로 미뤄볼 때 경상 의료비의 증가는 불가피해 보인다. '조선헬스'의 심층분석에서 '남은 인생 10년, 의료비 폭탄으로 절반은 아프다 떠나는 처량한 신세'라고 했지만, 어느 국가든 노인들이 병원을 차지하는 사정은 마찬가지다. 이런 의료체계로 늘어나는 보건의료 비용을 어떻게 감당할 것인가 하는 문제도 국가의 중요한 과제라고 하겠다.

지방자치단체마다 경쟁하듯이 올레길이니 둘레길이니 순례길이니 하며 도보 산책로를 개발하고 있는데, 이런 지자체의 사업도 보건의료 수가와 밀접한 관계가 있다는 말에 고개를 끄덕인 적이 있다. 단체장들의 너무 지나친 업적 경쟁이란 비판에도 불구하고 도보 산책로 조성 비용과는 별도로 경상 의료비를 절감하는 데는 확실히 도움이 된다는 의견에 수긍하기 때문이다.

가정에서 키우는 화분의 화초가 시들시들할 때 물을 주면 되살아나듯이 국가도 얼마나 많은 경상 의료비가 들든 국민을 치료하고 약만 주면 되는 것일까? 대한민국의 2024년 국가 채무가 1,000조 원을 넘어섰다는 이야기는 이제 모르는 사람이 없다. 이런 채무를 미래 세대가 감당하면서, 또 기하급수로 늘어나는 경상 의료비라는 큰 짐까지 떠안으면서 희망을 이야기할 수 있을까?

국가는 이제 증가하는 경상 의료비의 대안을 마련해야 한다. 생산과는 거리가 멀고, 보건의료의 쳇바퀴 속에 사라지는 '경상 의료비'라는 '블랙홀 머니'를 건져야 나라도 살고 국민도 산다. 국민에게 무작정 돈을 들여 물고기를 잡아주기보다 물고기 잡는 방법을 제도화하고 알려야 한다는 뜻이다. 건강 지식과 건강 생활의 지침이 바로 물고기 잡는 방법이다. 어느 국가든 국민 건강이 국가 경쟁력을 좌우하며, 미래의 국가 명운이 달려있다고 해도 지나친 말은 아닐 듯하다.

손자병법의 경구가 떠오른다. '적을 알고 나를 알면 백전백승(百戰百勝)'이라는 말이다. 암, 당뇨, 혈압 등 만성질병과 불치(不治)·난치성(難治性) 질병을 예방하고 치유할 수 있는 건강 지식을 보급하여

물은 자연백신

실천할 수 있도록 해야 한다. 여기에는 반드시 생명체의 본질과 일맥 상통하는 '물 이야기'가 포함되어야 한다.

저자는 지난 30여 년 동안 물과 더불어 살아오며 생명을 돕는 물, 생존을 유지하는 물의 진실을 지켜봤다. 저자는 물이야말로 질병으로 고통받는 수많은 지구촌 인류의 복음(福音)이 될 것으로 믿는다.

이 책은 바로 자신의 생명은 물론 자신의 건강을 스스로 지켜나갈 수 있는 지식을 깨닫게 해줌으로써 질병의 고통에서 벗어나 자유롭고 행복한 일상을 누리는 길로 안내할 것이다.

물의 힘으로 미래를 설계하는 '건강 한류'

한국의 2023년 국민총생산(GDP)은 1조 7,219억 달러로 국가별 순위로는 세계 12위이며, 같은 해 국가 예산은 650조 원에 이른다. 예산 규모도 엄청나지만, 생산과 무관하게 사라지는 '경상 의료비'가 200조 원에 달한다. 특히 2019년의 국가의 치매 관리 비용은 16조 5천억 원으로 GDP의 0.9%를 차지하고, 2050년이 되면 103조 원으로 GDP의 3.8%까지 증가할 것으로 보인다. 의료보건의 블랙홀 속으로 사라지는 돈이 국가 예산의 30%를 웃돈다면 미래의 희망은커녕 국가 부도 사태를 우려할 정도다. 빚만 넘겨받은 미래 세대는 정말 힘든 세상에서 살아야 한다.

경향신문의 2019년 12월 8일자는 '건강보험 재정 이르면 2023년 바닥…지출 통제해야'라는 제목인데, 의료보험과 국민연금의 재정이 바닥난다는 사실을 걱정해야 할 형편이다. 어느 국가든 국민의 건강을 바로잡으면 국가와 국민 경제의 경쟁력을 지속 가능한 최상의 상태로 유지할 수 있다. 최상의 경쟁력을 유지할 수 있다면, 1천조 원을 넘긴

빚도 거뜬히 해결하고 미래 세대에게 넘겨줄 이유가 없을 것이다.

정부는 국민 건강의 해법을 물에서 찾아야 한다. '한강의 기적', '새마을운동'과 같은 발전의 신화를 통해 세계 속의 대한민국을 건설했듯이 'K-건강의 기적', '건강 새마을운동'과 같은 혁신의 생활 개조 운동이 필요하다. 특히 학교에서 물은 생명과 직결된다는 사실을 바탕으로 '물과 건강'에 대해 교육하고 실천한다면 얼마든지 효과를 거둘 수 있을 것이다.

이런 점에서 한류(韓流)는 많은 점을 시사하고 있다. 아울러 한류가 대한민국의 미래상을 제시하는 이정표가 될 수도 있다는 점에서 '부자 나라'인 동시에 '건강한 나라' 대한민국의 모습을 지향하는 '건강 한류'의 중심 이슈를 지금 당장 제시하고 함께 구축해 나가야 할 것이다. 어쩌면 인구 절벽이라는 암담한 상황을 벗어나는 실마리를 여기서 찾을 수도 있지 않을까?

임신과 출산,
그리고 물의 과학

동아일보는 2023년 10월 26일 '예상 뛰어 넘는 저출산 속도… '인구 절벽' 바닥이 안 보인다'라는 제목의 사설을 내보냈다. "우리나라 인구 자연 감소가 39개월째 지속되는 가운데 올해 1월 출생아 수도 역대 최소를 기록했다. 통계청이 22일 발표한 '2023년 1월 인구 동향'을 보면 지난 1월 출생아 수는 2만 3천 179명으로 지난해 같은 기간보다 1천 486명(6.0%) 감소했다. 1970년 관련 통계 작성 이후 최소치다."라는 글로 시작한다. 그만큼 우리나라의 저출산 문제와 맞물린 인구 절벽에 대한 심각성을 강조하고 있다.

저출산과 인구 절벽

사설은 저출산, 인구 절벽의 대안으로 '한국, 지금이 저출산 해결할 골든타임', '韓 저출산, 직장문화 변해야 해결', '저출산 프레임에서 빠져나오자' 등의 대안을 제시하고 있지만, 여기서는 대한민국 현실의 '저출산' 문제를 염두에 두고 방향을 전환하여 임신과 출산에 대한 건강

문제를 '물의 과학'에 비추어 정리해 보고자 한다.

저출산과 불임은 국가의 생존을 위험에 빠뜨릴 정도로 심각한 일이다. 산업화의 발달과 더불어 일할 사람은 필요한데 인구가 줄어서 문제가 되고 있다. 출산(出産)정책이 돈만 가지고 해결되지는 않는다. 현대사회에서 아이를 낳아 키우는 데는 돈이 절대적으로 필요하다. 그렇다 보니 결혼한 젊은 부부는 행복의 조건으로 아이를 하나 정도만 낳아서 키워야겠다고 생각하는 경우가 많다.

생체수 바로 세우기로 불임 문제 해결 ────────

그런데 결혼 2~3년이 지나도 임신이 안 되어 임신을 포기하는 경우가 문제다. 이유는 부부가 '생체수'를 잃었기 때문이라고 한다. '생체수'를 인터넷에서 찾아보면 '식물 세포 속에 들어 있는 수액으로 〈미네랄과 전해질〉이 최적의 비율로 함유된 물'이라는 설명이 나온다.

불임(不姙)은 '생체수'의 결핍으로 정자, 난자, '자궁의 아기집'까지 세포의 조직으로서 정상 기능을 잃었기 때문에 나타난다. '생체수'는 당연히 커피, 끓인 물, 청량음료, 알코올 등으로는 대신할 수 없다. 미네랄이 함유된 살아있는 물이라야 '생체수'를 대신할 수 있다. 부부가 하루 2리터가량 별도로 살아있는 '미네랄 수(水)'를 3~6개월 정도 마시면 임신할 수 있다.

지난 30년 동안 '니나 수'를 공급해 온 저자도 '생체수'에 대한 에피소드가 많다. 결혼 후 불임 8년째인 부부가 미네랄이 살아있는 '니나 수'를 마신 다음, 임신과 출산으로 새로운 삶을 살아가는 모습을 많이 보았다. 감사하다는 특별한 인사도 들었다. 저자가 지금까지 생명 노선의 '니나 수'를 공급하며 살아온 이유이기도 하다.

불임의 원인으로 꼽히는 '생체수'에 대한 올바른 교육이 필요하다는 사실도 강조하고 싶다. 식생활을 비롯한 생활환경의 변화로 '생체수'에 대해 우려할 수밖에 없는 상황이기 때문에 중ㆍ고등학생과 대학생은 물론 신혼부부들에게도 다양한 교육 기회를 통해 생체수에 대한 인식을 바로 세우는 일은 절대적으로 필요하다.

아기의 평생 건강 좌우하는 모유

산모(産母)의 젖이 부족해서 태어난 지 1주일도 지나지 않아 이유식을 해야 하는 아기도 있다. 갓 태어난 아기의 인체는 pH 7.4에 가까운 약알칼리성 체질이다. 모유는 알칼리성으로 아기의 성장과 건강에 더할 나위 없이 좋고 적합하다. 모유에 비해 우유는 영양분이 있어서 성장에는 도움이 되지만 산성이다. 산성은 아기의 면역력을 유지하는 데도 유익하지 않다.

요즘은 직장을 가지고 일을 하는 산모들이 많아서 분유를 물에 타서 이유식으로 먹이는 경우가 많다. 어쩔 수 없이 분유를 물에 타서 아기에게 먹이더라도 무엇보다 '물'이 중요하다. 물은 생명과 직결되어 있어서 어린아이의 성장에는 더욱 중요하다. 특히 분유를 끓인 물에 타서 먹이면 아이의 성장과 면역에 치명적이다. 화분에 끓인 물을 주면 화초가 죽고, 어항에 끓인 물을 넣으면 금붕어가 살지 못하는 사례와 마찬가지로 끓인 물은 죽음과 상통하는 물이다.

어린아이에게 먹일 분유를 타는 물은 미네랄 수가 필수적이다. 미네랄 수를 체온과 비슷한 37도 정도로 데워서 분유를 타 먹이면 그나마 아이가 건강하게 자랄 수 있다. 물은 생명이라는 이치를 깨달아야 한다는 뜻이다. 몰라서 그랬다고 하더라도 갓 태어난 아기에게 끓인

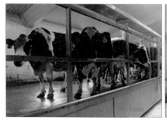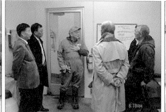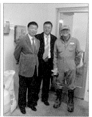

미국 아이다호주립대학 실험과 세미나

물로 분유를 타 먹이는 일은 너무나 크나큰 죄를 짓는 셈이다.

저자의 손자도 이유식을 할 때 체온에 가까운 '니나 수'에 분유를 타 먹였기 때문에 손자가 무척 건강하게 잘 자랐으며 오랫동안 물을 연구한 보람을 느끼기도 했다. 경남 거제의 한 산모는 '니나 수'를 마시며 생활한 덕분에 모유(母乳)가 무척 풍부하여 아기를 건강하게 키울 수 있었다고 감사의 편지를 보내왔던 적도 있다.

인체 실험은 아니지만, 재미있는 임상실험의 사례도 있다. 저자가 연구하여 생산한 '니나 수'를 미국 아이다호주립대학교에서 젖소에게 공급하여 임상실험을 했던 결과다. '니나 수'를 마신 젖소는 간(肝) 기능이 향상되어 간에서 지용성 비타민과 필수지방의 분해를 원활하게 잘하는 바람에 영양분의 흡수 효율이 높아져 우유생산량이 늘어나고 유지방이 높은 고품질의 우유를 생산할 수 있게 되었다는 실험 결과를 확인할 수 있었다.

기형아 출산과 입덧

임신은 세상에서 가장 축복받는 일 중의 하나로 결혼생활에서 다른 어떤 일과도 비교할 수 없는 설렘이다. 그런데 산모의 가장 큰 불안 가운데 하나는 '기형아 출산'이라고 한다. 통계를 보면 선천성 기형은 2~3% 수준인데, 50~60%는 발생 원인을 알 수 없으며, 20% 정도는 염색체이상이나 돌연변이 세포분열, 5~7%는 환경적 요인, 당뇨와 심장병 등 산모의 질환 및 감염도 기형의 비율을 높이는 원인이라고 한다.

어떤 국가나 개인도 자유로울 수 없는 것이 기형아 출산이다. 국가와 개인에게 엄청난 부담인 기형아 출산 비율은 3~5%로 추산되고, 세계 평균과는 크게 다르지 않다고 한다. 2018년의 어떤 연구 결과를 살펴보면 2008년 100명당 3.4명에서 2014년 5.6명으로 증가했는데, 이런 결과라면 심각한 셈이다.

그렇다면 기형아 임신을 막을 수는 없을까? 발생 원인을 알 수 없는 절반 이상의 경우는 논외로 치더라도 산모 자신으로 인한 기형의 원인을 줄이기 위해 임신 중의 입덧에 대해 살펴본다.

임신 중의 입덧에 대해서는 의학계조차 정답이 없다고 한다. 입덧으로 임산부가 음식을 잘 먹지 못하면 영양실조로 태아에게 악영향을 끼친다. 임산부가 음식을 잘 먹지 못하는 이유는 뭘까?

뱃속에 새로운 생명이 생기면 영양이 필요하고, 그 영양은 임산부가 공급하며 대부분 알칼리성 영양인데, 태아에게 영양을 공급하는 엄마의 몸은 급격히 산성화된다. 이때 임산부에게 필요한 음식은 알칼리성인데, 대개의 음식은 산성이고, 산성 음식은 임산부가 보거나 냄새만 맡아도 싫다고 거부반응을 일으켜 '입덧'을 한다.

그래서 산모들이 몸에서 받아주는 과일 등 알칼리성 음식만 먹게 되는데, 이때 태아는 영양부족으로 정상적인 상태가 아닐 수 있다. 저자는 입덧으로 고생하는 임산부에게 '니나 수'를 마시게 하여 입덧을 멈추게 했던 경험이 여러 번 있다.

건강한 사회 부강한 국가의 기본은 물

임산부가 입덧으로 먹지 못해서 몸은 힘들고 넘어지기도 하여 앞니까지 부러진 안타까운 사정이었는데, 무엇보다도 '니나 수'를 충분히 마시게 했더니 몇 개월 동안 입덧으로 힘들게 살던 임산부가 1주일 만에 입덧에서 벗어났다.

충분한 물을 섭취하는 일이 입덧을 해결하는 비법인 셈이다.

음(-)이온의 '니나 수' 공급으로 인체의 산성화를 예방함으로써 인체는 음식을 받아들이게 되고, 태아에게도 충분한 영양을 공급함은 물론 산모의 양수를 바로 세우고 정상적인 아이가 태어나게 한다.

임신과 입덧의 상관관계

모든 질병은 원인을 알면 답을 찾을 수 있다. 여성들은 임신하면 대부분 입덧 때문에 음식을 먹거나 냄새만 맡아도 구토한다. 그 이유는 뱃속의 새 생명에게 영양분을 공급하기 때문이다. 임신부가 가지고 있던 알칼리성 영양분을 뱃속의 태아에게 공급하게 되면 임신부는 체질이 극도로 산성화되기 때문에 산성 음식을 거부하는 것이다.

사람이 먹는 음식은 채소와 과일을 제외한 나머지 대부분이 산성 음식이다. 임신부가 필요한 것은 알칼리성 음식인데 산성 음식을 먹거나, 보거나, 냄새만 맡아도 몸에서 거부하므로 임신부의 영양공급 부족으로 입덧이 발생하고, 힘이 없어서 넘어지는 바람에 치아까지 부러지는 상황도 적지 않아 임신부 자신은 물론 뱃속의 태아까지 위험을 초래하기도 한다.

태아에게 영양공급이 부족할 경우 비정상적인 아이가 태어날 수도 있고, 임신부가 채소와 과일만 먹고서는 임신부 자신과 뱃속의 태아가 건강할 수도 없다. 입덧은 몸이 산성화되고 양이온 상태라는 표시인데, 임신부는 산성 체질에서 시급히 벗어나야 하지만 지금까지 현대 의학은 입덧 치료에 접근할 수 없었던 것도 사실이다.

저자는 지난 30여 년 동안 입덧으로 고생하는 수많은 임신부의 고통을 덜어주고, 건강한 아이를 출산할 수 있도록 도왔다. 체질이 양(+)이온으로 산성화된 인체는 음(-)이온인 '니나 수' 음용으로 양이온을 중화하여 몸을 안정시킴으로써 입덧의 고통에서 쉽게 벗어나 음식을 먹을 수 있게 한다.

경상북도 영천에 사는 임신부의 예를 보자. 입덧으로 여러 달 식사를 하지 못한 임산부는 기운이 빠져서 앞으로 넘어지는 바람에 치아가 부러지는 등 임신 7개월째 줄곧 극심한 고통을 겪고 있었다. 보다 못한 가족들이 저자의 회사 대명바이오로 찾아왔을 때, 저자는 "물을 마시게 하라."고만 권했다. 그날 귀가해서 저자의 설명대로 음(-)이온의 '니나 수'를 마시게 했더니 그다음 날 바로 임산부의 입덧이 진정되고 식사를 할 수 있게 되었다며 전화 연락이 왔다. 감사 인사와 함께.

고령화사회에 대비하는 물의 과학

세계보건기구(WHO)가 분석한 인류의 사망 원인 가운데 85%가 암, 고혈압, 당뇨 등 만성질병이다. 그런데 사망의 실제 원인을 '만성 탈수(脫水)'라고 규명한 내용은 조금 뜻밖의 설명인 셈이다. 노인이 되면 주름살이 생기고, 몸도 키도 작아진다. 이런 현상도 몸에서 수분을 잃어버린 증거라고 한다. 60조 개에 달하는 인체의 세포 하나하나가 정상 기능을 잃었을 때, 이것을 '노화(老化)'라고 한다. 그렇다면 노화와 탈수가 사이좋게 움직이는 이웃이라고 해도 틀린 말은 아니다.

우리 몸의 세포가 좋아서 스스로 찾는 물을 하루 2리터씩 음용(飮用)하면 주름살이 없어지고 피부가 젊어진다고 한다. 또 만성질병 걱정 없이 여생(餘生)을 보낼 수도 있다고 한다. 비결은 바로 물이다. 음(-)이온 '니나 수'는 몸이 좋아해서 스스로 요구하여, 만성 탈수를 근본적으로 개선하고 예방할 수 있는 생명수다.

워터 쿠션 Water Cushion, 물은 인체의 완충제

허리와 관절의 통증은 대개 극심한 수분 결핍이 원인이다. 현대인들은 대부분 만성 탈수로 살아간다는 말도 있다. 특히 노인의 만성 탈수 현상은 화장실 가는 것을 불편하게 생각하여 마시는 물을 멀리한 결과다. 허리와 관절의 통증은 디스크(연골)가 정상위치에서 탈출했을 때 나타나는데, 디스크가 탈출하면 뼈와 뼈 사이의 완충 역할을 할 수 없어서 움직일 때 신경을 자극하여 통증이 생긴다.

공부하는 학생들, 회사의 직장인들, 그리고 고정된 자세로 오랜 시간 일하는 사람들의 경우, 만성 탈수로 인해 나타나는 현상이 척추측만증(脊椎側彎症)이다.

현대인들은 척추측만증이 많다. 허리디스크와 마찬가지로 연골에 수분이 부족하여 탄력을 잃었기 때문이다. 연골은 세포 하나하나가 모인 조직이다. 젊을 때는 인체의 수분이 충분하고 연골이 건강하여 제자리에서 탈출하지 않으므로 허리가 건강하고 척추측만증이 없다.

특히 애주가 중에는 허리나 척추 전체가 나쁜 사람들이 많다. 알코올을 소변(小便)으로 변화시키는 데 많은 물이 동원되고, 소변으로도 배출하다 보니 몸은 만성 탈수 상태에 놓이는 셈이다.

현대 의학의 척추측만증 치료는 등뼈 양쪽에 철을 넣어 고정하는 수술로 생활하기에 불편하다. 한 사례로 중동에서 30년간 근무하던 사람이 척추측만증으로 고생을 많이 했는데, 한국에 들어왔다가 '니나 수'가 좋다고 해서 2달 동안 꾸준히 마신 결과 척추측만증이 사라지고 생활이 무척 편해졌다며, 서울에서부터 저자가 있는 울산까지 감사 인사를 하러 찾아오기도 했다. 이런 뜻밖의 일이 저자의 보람을 드높였다.

노인이 되면 많은 사람이 심한 다리 관절 통증을 호소한다. 연골이 닳아 없어져 관절이 아프면 인공연골 수술을 받기도 한다. 이것은 신경을 차단하는 현대 의학의 응급적 수술이라 할 수 있다.

육상선수, 축구선수, 배구 선수는 일반 사람들이 평생 걸어 다니는 거리를 1~2년에 다 걷는다. 그러면 운동선수들의 연골은 다 닳아지고 없을까? 그렇지 않다. 운동선수들의 연골이 닳아서 없어지지 않는 이유는 뭘까? 운동선수들이 물을 많이 마신다는 사실에서 원인을 찾을 수 있을 듯하다.

저자는 수십 년 동안 허리가 아프다, 관절이 아프다는 사람들의 경우, 나이와 무관하게 허리와 다리 통증 없이 건강이 회복되는 체험사례를 수없이 보아왔다. 그것은 우리 몸의 신진대사에 필요한 2리터의 물을 매일 마시게 한 결과이다. 신진대사에 필요한 물을 충분히 마셔주면 물이 몸에서 쿠션의 역할을 하여 건강을 회복시킨다.

사람들은 대부분 물을 잘 마시지 못한다. 이유는 우리 몸이 좋아하는 물이 아니라서 마실 때의 거부감과 포만감 때문이다. 저자의 30년에 걸친 '물' 연구는 이런 점을 극복하기 위한 방면에서도 이루어졌다. 저자는 어린이, 노인, 환자들이 물을 마실 때 거부감과 포만감이 없고, 몸이 좋아하며, 구강(口腔) 갈증을 촉진하여 몸에서 스스로 물을 찾고, 마실 수 있도록 했다.

청량음료, 끓인 물, 역(逆)삼투압의 물, 전기로 분해한 물, 술, 그리고 증류수인 포도당 수액은 우리 몸의 생체수(生體水)로 대신할 수 없고 건강에 도움이 되지 않으므로 남용은 금물이다.

최상의 항노화 헬스케어의 비결은 물

인류의 사망원인 가운데 85%가 암, 고혈압, 당뇨 등 만성질병이고, 사망의 실제 원인을 '만성 탈수(脫水)'라고 규명한 세계보건기구(WHO)

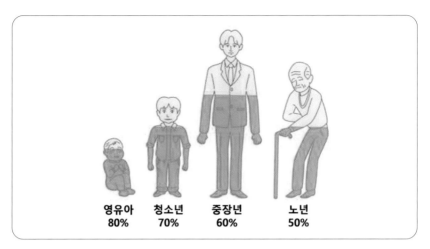

연대별 체내 수분 비중도

의 분석 자료를 앞에서 소개한 바 있다. 만성질병의 근본 요인이 만성 탈수라고 한다면 인체에서 물이 차지하는 비율은 어느 정도일까?

　태어났을 때 85%, 성인이 되면 70%, 노인이 되면 50%로 줄어들면서 각종 만성질병으로 고통을 겪다가 사망한다는 설명이다. 생로병사(生老病死)는 이제 '생로(生老)탈수(脫水)병사(病死)'로 건강한 삶을 위해서는 하루에 성인 기준 체중의 3~4%의 물을 마셔야 신진대사가 원활해진다는 것이 의학계의 권장 사항이다.

　물은 약처럼 질병을 치료하는 것이 아니라, 인체 항상성(Homeostasis)의 유지로 체내의 면역체계를 강화하여 자연스럽게 각종 질병을 치유한다. 특히 물은 인체를 구성하는 주요 구성성분으로 생명을 지키는 핵심 역학을 하므로 어떤 물을 마시느냐에 따라 신체의 건강, 나아가 생명을 유지하는 데 절대적인 영향을 끼친다.

　그러므로 인체가 좋아하는 물이야말로 인류의 영원한 자연 건강 음료이며 백신이다. 대명바이오의 '니나 블루골드'는 인체가 좋아하는 물, 인체에 최적화된 물이다. 흡수가 빠르고 마실 때 거부감이나 포만감이 없어 원하는 물을 충분히 마실 수 있다. 2~3컵 마신 후부터 인체는 구강 갈증을 스스로 유발해 물을 즐기며 마시게 함으로써 인체가 원하는 물을 충분히 음용(飮用)할 수 있는 특징이 있다.

따라서 '니나 블루골드'를 마시면 만성 탈수를 예방할 수 있으므로 노년의 건강한 삶을 유지하는 데 크게 도움이 된다.

'니나 블루골드'는 건국대학교, 가천의과대학교, 국립부경대학교, 국립경상대학교, 미국 아이다호주립대학교, 녹십자의료재단에서 임상실험을 한 결과, 생명체의 건강과 면역력 증강에 우수한 제품으로 검증이 되었다. 한국, 미국, 중국, 일본, 캐나다 등 세계 여러 나라에 글로벌 발명 특허로 등록된 시설에서 생산된 제품이기도 하다.

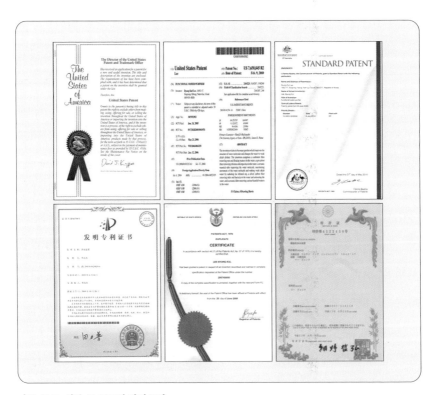

미국, 중국, 일본 등 글로벌 발명특허

㈜대명바이오의 목표도 외길이다.

한결같이 인체가 좋아하는 물, 생명을 살리는 물, 인류의 생명수를 추구한다.

'일체유심조(一切唯心造)' 정신으로 30여 년에 걸쳐 인체의 면역 체계를 강화하는 '니나 블루골드'를 생산해 온 노하우와 역사를 자랑하는 생명과학 기업 대명 바이오의 궁극적 목표 역시 인류의 건강이다.

대상포진의 치유와 예방

대상포진(帶狀疱疹)은 어릴 때 수두를 앓고 나서 수두 대상포진 바이러스가 몸의 신경질에 잠재하고 있다가 면역력이 크게 떨어질 때 발병하는 염증과 통증이다. 특히 대상포진은 60대 이후 수분 부족 등 면역력이 떨어지는 노년층에서 많이 발병한다. 염증과 함께 통증을 유발하고 심한 고통을 겪게 하는 대상포진도 몸이 원하는 '물'인 음(-)이온의 '니나 수'를 마시고 염증 부위를 씻어주면 통증이 완화되고 근본적으로 치유된다. 대상포진 질환은 혈청 '전신 면역 항체 성분(IgG)'을 2배 올려 주면 약물 복용 유무와 상관없이 단기간에 좋아진다.

대상포진과 관련한 임상실험 결과도 있다. 한국 굴지의 녹십자의료재단에서 각각 40마리씩의 실험 동물에게 일반수와 음(-)이론수를 3개월 동안 먹인 다음 피를 뽑아 검사했다. 결과는 음(-)이온수를 먹인 동물들의 '전신 면역 항체 성분(IgG)'이 216%(2배) 증가한 것으로 나타났다.

대상포진도 약물을 복용하지 않고서도 음(-)이온수 음용과 활용으로 통증의 극심한 고통에서 쉽게 치유되는 사례가 많이 있어서 노년층 면역의 새로운 패러다임으로 세울 수 있다. 음(-)이온수가 약은 아니지만 면역력 증강으로 대상포진과 노인성 질환을 치유하고 예방하는 데 희망적이라는 뜻이다.

초고령화 시대의 건강 관리

21세기는 노동, 환경, 의학, 운동, 음식, 교육, 문화와 의식주 등 사회 전반의 변화로 지난 1980년대에 비해 수명이 평균 10년 이상 늘어나 한국은 이제 초(超)고령화 시대로 접어들었다.

한국의 언론 메이저인 조선일보가 발행하는 〈조선헬스〉의 고령화 시대 심층분석을 보자. '남은 인생 10년 의료비 폭탄 처량한 신세', '남은 인생 10년 절반은 병들어 앓다 떠난다.'라는 말로 집약된다. 고령(高齡)이 질병(疾病)과 맞물릴 경우, 수명 연장이 결코 좋은 일만은 아니다. 개인적 고통은 말할 것도 없고 국가 경제에도 치명적이다.

태어나서 늙고 병들어 죽는다는 '생로병사(生老病死)'가 아니라, 태어나서 늙고 인체 수분이 빠져 병들어 죽는다는 '생로탈수(脫水)병사'가 현실이다. 노인이 차지하는 의료비용은 전체 국민 '경상 의료비'의 약 50%를 차지한다.

그나마 위안 삼을 수 있는 길도 있다. 남은 인생 10년을 만성탈수(慢性脫水) 예방하는 생활을 하며 건강하게 산다면, 개인과 국가 경제에 큰 도움을 줄 수 있다는 점이다. 노인의 만성탈수 예방 정책이 절대적으로 필요하다.

만성탈수는 세포 하나하나의 고유 기능을 훼방하고, 생체 활력의 기본인 신진대사 기능을 떨어트린다. 식욕부진, 소화불량, 대소변 불

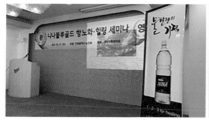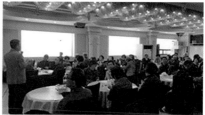

치매 예방, 항노화 설명회

편, 수면장애와 거동 장애 등의 증상도 공통으로 나타난다. 만성탈수 상태의 생활은 전체 면역력이 떨어져 각종 질병으로부터 고통받고 과다한 의료비용으로 개인과 국가는 경제적 손실이 매우 크다.

주변에 마실 물은 많은데 정작 물을 마시면 몸이 거부하면서 목이 잠긴다. 그리고 위장에서 잘 흡수하지 않는 데다 포만감이 있는 물을 생활화하고 있어서 우리 몸은 항상 만성탈수 상태로 살아가는 경우가 비일비재하다.

대명바이오에서 생산하는 음(−)이온수 '니나 블루골드'는 1~2컵 마시면 몸이 좋아해서 거부도, 포만도 없고 몸에 물이 부족하면 즉시 구강 갈증을 통해 몸이 계속 물을 요구하도록 해서 몸이 필요로 하는 충분한 물을 마실 수 있는 장점이 있다. 따라서 노인은 물론 누구나 만성탈수를 예방할 수 있는 생활이 가능하다.

'니나 수'를 노인들에게 마시게 했더니 기본적으로 소화, 배변, 수면, 식욕이 좋아지고 얼굴에 잔주름이 개선되는 효과와 더불어 이구동성으로 노인성 질병이 좋아졌다고 말했다. 국가는 몸이 좋아해서 찾는 음(−)이온수를 노인들에게 공급하여 만성탈수와 만성질병을 예방할 수 있는 노인복지 정책을 우선순위에 두어야 할 것이다. 궁극적으로는 국가 차원의 항노화 정책에 반영해야 한다는 뜻이다.

약이 전부가 아니다.

노인들은 당뇨약, 혈압약, 고지혈증약, 신경통약, 소화제, 위장약, 이뇨제, 변비약, 수면제 등 무수히 많은 약을 하루에 한 주먹씩 먹으며 지낸다. 이것은 오히려 지병을 고착화시킨다는 사실을 알아야 한다. 나아가 식욕을 감소시켜서 영양부족으로 면역성까지 떨어트리는 결과로 이어진다. 약물남용으로 우리 몸은 죽어가고 있다는 세계보건기구(WHO)의 발표를 간과하지 말아야 할 것이다.

물은 자연백신

노인을 위한
나라는 없을까?

〈노인을 위한 나라는 없다〉라는 영화가 있다. 인터넷에는 '미국 현대문학을 대표하는 작가 코맥 매카시의 2005년 작 소설과 그 소설을 원작으로 제작한 코엔 형제 감독의 2007년 작 미국 영화.'라고 소개되어 있다. 1980년대를 배경으로 우연히 거액의 돈 가방을 손에 넣은 남자가 사이코패스 살인마에게 쫓기면서 일어나는 일들을 다루고 있는 영화인데, '모든 행운에는 피의 대가가 뒤따른다.'라는 메시지가 일품이다. 아카데미 시상식에서 작품상, 감독상 등 여러 상을 받은 2000년대 걸작 영화인데, 문득 이 작품이 떠오른 까닭은 순전히 제목 때문이다.

정치, 경제는 말할 나위도 없고 노동, 환경, 의학, 운동, 음식, 교육, 문화와 의식주 등 모든 분야에서 천지개벽 수준의 변화로 한국은 과거 1980년대에 비해 수명이 평균 10년 이상 늘어나 초고령화 시대로 접어들었다. 이런 급격한 변화에 맞춰 사회 시스템은 제대로 작동할 수 있을까 하는 노파심에서 비롯된 연상 작용으로 붙여진 제목이다. 영화 제목 그대로 노인을 위한 나라가 없다면 당연히 〈초고령화 시대

건강한 사회 부강한 국가의 기본은 물

의 노인건강)에 대한 배려 따위를 기대하기는 어려울 테고, 우리가 그런 나라를 지향하지는 않는다는 사실을 전제로 붙인 제목인 셈이다. 역설적으로 결론을 삼자면, 노인을 위한 나라야말로 지상의 목표가 되어야 한다는 뜻이지 싶다.

고령화 시대 여생의 과제

〈조선헬스〉의 '고령화 시대 심층분석'을 소개하자면, '남은 인생 10년 의료비 폭탄 처량한 신세', '남은 인생 10년 절반은 병들어 앓다 떠난다.'라는 말이 머릿속을 떠나지 않는다. 개인적 고통은 말할 나위도 없고 국가 경제에도 치명적인 수명 연장이 결코 좋은 것만은 아니라는 뜻이다. 오죽하면 '생로병사(生老病死)'라는 말 대신 '생로탈수(脫水)병사'라는 말을 써야 할 정도로 '만성 탈수'가 심각하고, 노인이 차지하는 의료비용은 전체 국민 의료비의 약 50%를 차지한다는 설명이 먼저 눈에 들어온다.

'만성 탈수'를 예방하는 생활과 더불어 건강하게 사는 것이 남은 인생 10년의 과제라는 뜻으로, 노인의 '만성 탈수' 예방 정책이 절대적으로 필요하다는 말이다. 인체의 수분 비중은 대략 유년기까지 85%, 청소년기 70%, 중장년기 60%, 노년기 50%라고 하는데, 세계보건기구(WHO)는 인류의 사망원인 85%가 만성질병 때문이고, 만성질병의 근본 원인은 만성 탈수라고 지적한다.

노인에게 고통을 안기는 원인 중의 원인이 '만성 탈수'라고 한다면 다시금 저자가 연구하여 ㈜대명바이오를 통해 생산하고 있는 음(-)이온의 '니나 블루골드'를 강조하지 않을 수 없다.

음(-)이온의 '니나 블루골드'를 마시면 몸이 좋아해서 거부감이나 포만감도 없을 뿐 아니라 몸에 물이 부족하면 즉시 구강 갈증을 통해 몸이 계속 물을 요구하게 해서 몸이 필요로 하는 충분한 물을 마실 수 있도록 하는 장점이 있다. 따라서 '만성 탈수'의 예방에는 안성맞춤이다.

노인들에게 '니나 블루골드'를 마시게 했더니 우선 소화, 배변, 수면과 식욕이 좋아지고, 얼굴에 잔주름이 펴지는 등 노인성 질병이 개선되었다고 이구동성으로 말한다. 노인들의 만성 탈수를 방지하여 노인성 질병을 예방할 수 있다면 음(-)이온의 물을 공급하는 방법을 국가 노인복지 정책의 우선순위로 삼아야 하고, 궁극적으로는 항노화 정책에도 반영해야 하지 않을까?

약이 전부가 아니라는 말을 함께 강조하고 싶다. 당뇨약, 혈압약, 고지혈증약, 신경통약, 소화제, 위장약, 이뇨제, 변비약, 수면제 등 노인들이 하루에 한 주먹씩 먹고 지내는 무수히 많은 약 대신 때맞춰 마시는 음(-)이온의 물이 생명수가 아니겠는가.

고독사와 노인 자살

최근 언론에서 고독사 위험군이 152만 명이라는 충격적인 보도를 했다. 노인 자살률 세계 1위가 한국이라는 정부의 발표 역시 매우 안타깝고 부끄러운 일이다. 선진국에서 산다고 하여 의식주와 경제문제에 만족하며 살아갈 수 있는 사람이 전체 국민의 몇 퍼센트나 될까? 나라는 잘 사는데 국민은 못사는 선진국도 많다고 한다. 그러니 고독사와 자살이 경제문제에 국한되지 않는 셈이다.

고독사와 노인 자살의 원인은 뭘까? 경제적 문제도 있겠지만 소외된 생활이 더 큰 문제라고 많은 사람이 생각한다. 경제적 문제와 소외된 생활 속에서도 굶지 않고 음식을 먹을 수 있다면 소중한 자기 생명을 지키며 살아가는 사람들도 많다. 따라서 노인 자살과 고독사 등 생사(生死)를 달리하는 까닭은 부정적 사고와 긍정적 사고의 차이점이 크기 때문이라고 생각한다.

뇌 활동이 저하되면 인간은 자신도 모르게 부정적 사고가 커진다. 부정적 사고는 교감신경의 흥분으로 이어지고, 악성 호르몬인 아드레날린의 분비로 뇌하수체의 혈액순환이 급감하면서 뇌 기능이 저하되며, 부정적 사고의 악순환이 반복되면서 삶의 의지를 잃고 노인 자살과 고독사로 이어진다는 것이다.

고독사와 노인 자살 예방책은 무엇일까?

뇌세포의 수분을 충족시켜 뇌 기능을 유지하는 생활이 무엇보다 중요하다. 세포의 94%는 물이다. 뇌세포에 물이 부족하면 기능이 줄어들면서 불안감이 커지고 부정적 사고로 이어진다. 특히 노인들은 화장실에 가기를 귀찮아해서 몸에 물이 부족한 만성 탈수 상태로 살아간다. 몸에 물이 부족하면 팔, 다리가 저리는 현상이 나타나고 뇌에 물이 부족하면 정신적 이상이 나타난다.

독자적인 특허로 음(-)이온수를 연구·개발한 저자는 치매, 우울증, 공황장애, 간질병, 정신분열증 등에 시달리는 많은 사람에게 '니나 블루골드'를 1~2개월 마시게 하여 정상적인 건강 상태로 돌아오게 했던 치유 사례가 수없이 많다.

고독사와 노인 자살을 막고 근본적으로 예방하는 정책의 우선순위는 만성 탈수의 실행에서 출발해야 한다. 만성 탈수는 단순한 개인 문제가 아니라 국가와 국민의 천문학적인 경제적 손실로 이어지기 때문에 정부 정책에서는 이런 점을 간과하지 말아야 한다. 세계보건기구(WHO)는 인간의 85%가 만성질병으로 사망하고, 사망의 원인은 대개 만성 탈수라고 밝혔다.

노인성 만성질환으로 지출되는 병원비와 약값이 국가 경제의 발목을 잡을 정도이기 때문에 만성 탈수 예방 정책은 국가와 개인의 경제적 이득은 물론, 대한민국이 노인 자살률 세계 1위에서 탈출하는 확실한 계기가 될 수 있다.

그렇다면 어떻게 만성 탈수를 예방해야 할까?

당연히 물을 마셔야 한다. 그런데 일반적인 물은 마실 때의 거부감과 포만감으로 몸이 싫어하기 때문에 신진대사에 필요한 수분을 충분히 마실 수 없다는 것이 큰 단점이다. 저자는 이를 개선하기 위해 30여 년 동안 물을 연구했고, 하루만 마시면 몸이 알아차리고 구강 갈증을 통해 몸이 스스로 원해서 충분한 물을 마실 수 있게 하는 물을 개발했다. 저자가 개발한 음(−)이온의 물은 우리 몸에 최적화된 물이다.

음(−)이온수가 입안에 들어오면 뇌의 시상하부는 인체가 필요성을 느끼고 몸에 부족한 수분의 균형을 바로잡기 위해 전체 세포에 일제히 수문을 열도록 함으로써 물이 순간적으로 몸 전체에 흡수된다. 몸이 필요로 하는 음(−)이온의 물은 여러 잔을 한꺼번에 마셔도 포만감이 없으며 어린이나 노약자들이 하루 신진대사에 필요한 수분을 충분히 섭취할 수 있어서 만성 탈수를 개선하고 예방할 수 있다.

뇌세포에 충분한 수분이 공급되면 뇌세포 활성화와 뇌 기능의 정상화로 이어져 평소 사람들의 부정적인 생각으로 일어나는 극단적 사고인 고독사와 노인 자살을 근본적으로 예방할 수 있다.

건강한 사회 부강한 국가의 기본은 물

마약과
알코올 중독으로부터의
탈출 해법

전 세계에서 마약과의 전쟁이 계속되고 있다.

마약은 인간의 뇌를 산화시켜 녹게 하고, 환각 상태에서 자살, 폭력, 공포 등을 유발함으로써 인류에게는 무엇보다 위험한 암적 존재다. 따라서 마약 유통과 마약 투여를 막기 위해 국가적, 사회적으로 최선을 다해야 한다. 아울러 중독자들을 근본적으로 마약에서 벗어날 수 있도록 하는 데는 특히 국가와 의학계의 역할이 중요하다.

현재 국가에서 마약 중독자들에게 시행 중인 치료법은 일시적인 약물 해독, 사회적 격리, 교육을 통한 접근이지만 이런 방식으로는 한계가 있다.

어떻게 중독에서 벗어나게 할까?

마약만의 문제가 아니다. 알코올, 약물, 흡연과 같은 중독도 마찬가지로 뇌세포의 정상 기능을 상실한 뇌의 기능 이상에서 비롯된 문제이다.

저자는 매일 1,500ml의 소주를 섭취하는 알코올 중독자와 하루에 3갑의 담배를 피우는 흡연 중독자에게 음(-)이온수를 하루에 2리터 이상, 3개월간 마시게 하여 술과 담배를 크게 줄이거나 완전히 끊도록 했던 사례가 수십 명에 이른다.

음(-)이온의 물을 처음 섭취할 때는 술과 담배를 끊기 전의 명현 반응으로 우울증 현상이 일시적으로 나타나 괴로움을 느끼는 경우도 볼 수 있었다. 그러나 3개월 이후에는 중독자들이 자발적으로 술과 흡연으로부터 멀어지는 것을 확인할 수 있었다.

우리 몸은 뇌가 지배하며 생존을 유지한다. 다시 말해 정신이 육체를 지배한다. 뇌세포가 안정화되면 뇌는 정상적인 기능을 회복하게 된다. 뇌의 기능 회복은 마약이나 알코올 중독으로 불안정했던 뇌세포가 안정화되면서 뇌의 판단력이 정상화되고, 좋은 일과 나쁜 일을 구별하며 행동할 수 있게 된다는 뜻이다.

뇌는 마약 또는 알코올 중독으로 양(+)이온의 상태, 즉 산성화된 상태에서 비정상적인 사고가 생긴다. 뇌와 인체 세포의 90%는 물로 이루어져 있으며, 세포가 좋아하는 음(-)이온의 물은 뇌세포의 양(+)이온 환경을 개선하여 뇌세포가 안정되고 정상화되어 자연스럽게 뇌세포의 고유한 기능을 수행할 수 있도록 한다. 따라서 음(-)이온의 물로 환경이 개선된 뇌는 부정적인 사고에서 벗어나 긍정적인 사고로 돌아오게 된다.

음(-)이온의 물로 인체 항상성Homeostasis 회복

저자는 치매, 우울증, 공황장애, 간질, 파킨슨, 조현병과 같은 뇌의 비정상적인 사고로 투병 중인 여러 환자에게 음(-)이온의 물을 2~3개월 동안 마시게 하여 대부분 증상이 크게 완화되어 정상적인 생활을 하게 되는 것을 30년 이상 확인해 왔다.

건강한 사회 부강한 국가의 기본은 물

약물은 환자의 응급 치료제로서의 가치는 높게 평가되어야 하지만, 응급 치료가 끝난 이후 몸이 스스로 일어날 수 있는 인체 항상성(Homeostasis)을 회복하는 환경 또한 매우 중요하다. 이러한 환경을 위한 생활을 몇 가지로 짚어본다.

첫째, 우리 몸의 나쁜 물질들을 해독하고 배출할 수 있도록 몸이 좋아하는 물을 많이 마시고, 맑은 소변을 유지하는 생활을 해야 한다.

둘째, 우리 몸의 3대 영양소 중 특히 단백질 섭취를 잘하여 세포 에너지를 효과적으로 높여준다.

셋째, 생각이 육체를 지배한다. 우리 뇌에서 멜라토닌과 같은 항산화 호르몬을 생산하도록 긍정적인 사고를 하는 것이 매우 중요하다.

넷째, 적당한 걷기와 운동으로 근력을 유지하고 산소흡입을 늘려야 한다.

인체 항상성을 회복하는 생활 습관을 통해 마약 중독과 질병으로부터 몸이 스스로 벗어날 수 있으며, 이를 실천하면 누구나 확실하고 지속 가능한 건강 생활을 영위할 수 있다. 이러한 생활 습관과 몸이 스스로 벗어날 수 있는 적응 방향에 대해 정부와 국민이 공감할 수 있어야 한다.

또한 마약 중독자의 회복과 관리에 있어서 현행의 약물 해독, 격리, 교육과 같은 해법안이 최선은 아니다. 생활 속에서 중독으로부터 스스로 벗어날 수 있는 정보를 마약, 알코올, 약물, 흡연과 같은 중독 환우들과 정부가 공유하면서 함께 해결해 나가는 노력이 필요하다.

태극
마당

찬란한 영혼 위에 세운

대한민국

물의 신세계

한류韓流의 마침표,
수水치료 의료관광
세계화

21세기의 인류는 다양한 바이러스와 불치·난치병으로 백신 효과와 상관없이 수많은 인명의 희생과 막대한 경제적 피해를 겪고 있다. 그야말로 바이러스에 속수무책으로 당하며 살아왔던 인류가 직면한 모든 질병을 예방하고 치료하고 치유하는 근본 대책이 필요하다. 인간이 태어나서 죽을 때까지 생존과 함께 삶의 질을 유지하는 데 필수 불가결의 조건이 자연 백신 '물'이라는 사실을 전제로 이야기를 시작하려고 한다.

인류가 직면한 위기를 기회로 삼아 대한민국을 수(水)치료 의료관광의 메카로 구축하자는 것이다. 세계 각국 의료관광객들의 관광러시로 인한 경제적 이익 창출은 두말할 나위도 없거니와 바이러스로 인한 공포와 비극적인 상황을 방지하고 인류의 건강에 이바지한다는 대승적 목표가 더욱 중요한 과제일 터이다.

대한민국은 지하자원이 부족한 나라라고 하지만, 반도체·자동차·조선 등 기술력으로 세계 산업을 선도하는 부문과 노래·스포츠·음식 등 K-Culture의 한류(韓流)를 바탕으로 '음(-)이온의 물'이라는 과학

찬란한 영혼 위에 세운 물의 신세계 대한민국

을 더하여 'Medical water'의 수(水)치료 의료관광을 보탠다면 동방의 아침 나라는 영원한 블루오션이 되기에 충분하다. 더욱이 '메디컬 워터'의 과학으로 생산한 음(-)이온의 물은 지속적·안정적인 수출품으로 제 몫을 할 뿐 아니라 '산수국(産水國) 대한민국'을 수(水)치료 의료관광의 메카로 만들 수 있다.

21세기에 접어들면서 6~7년 단위로 인류를 위협하는 바이러스 감염병과 불치·난치성 질병으로부터 근본적으로 벗어날 수 있는 길은 생명수와 수치료를 통한 생명과학뿐이다. 인공지능(AI)과 로봇 기능이 현실화하고 있는 4차 산업혁명 시대에 생명과학 기업을 자임하며 음(-)이온의 '니나 블루골드'를 개발한 ㈜대명바이오는 '산수국(産水國) 대한민국'과 '수(水)치료 의료관광'을 선도하는 기업으로 거듭나고자 노력한다.

㈜대명바이오는 다양한 질병을 예방하고 치유하는 연구·개발을 통해 생명을 살려온 경험을 갖추고 있으며, 발명 특허 기술을 바탕으로 정신적·육체적 건강에 최적화된 미라클 음(-)이온수를 세계 최초로 생산하며 폐, 간, 백혈구, 적혈구 등 생명체 건강과 관련한 다양한 임상실험 결과를 콘텐츠로 보유한 생명과학 기업이기도 하다.

'산수국産水國 대한민국'을 수水치료 의료관광의 메카로 ──────

모든 생명은 자기 면역력을 통해 생존을 유지한다. 죽고 사는 것도 저마다의 면역력에 따라 달라진다. 육체적 면역과 정신적 면역의 두 가지 면역 능력이 생명을 지탱하며, 둘 중 하나가 무너져도 생명의 위협을 받는다.

특히 육체적인 면역력에 있어서는 물이 중요한 부분을 담당하며, 정신적인 면역력은 환자 스스로가 건강과 생명을 지키기 위한 지식과

물은 자연백신

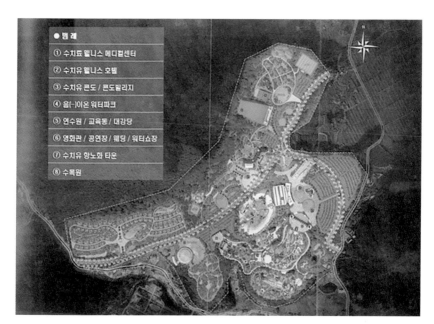

범례
① 수치료 웰니스 메디컬센터
② 수치유 웰니스 호텔
③ 수치유 콘도 / 콘도빌리지
④ 음(-)이온 워터파크
⑤ 연수원 / 교육동 / 대강당
⑥ 영화관 / 공연장 / 웨딩 / 워터쇼장
⑦ 수치유 항노화 타운
⑧ 수목원

웰니스랜드 조감도

지혜를 의미한다. 이 두 가지 면역력이 서로 협력함으로써 우리는 건강하게 살아갈 수 있다.

저자는 지난 30여 년 동안 독자 개발하여 특허를 확보한 음(-)이온의 '니나 수'를 기반으로 많은 사람이 생명을 구하고 건강을 회복하는데 이바지해 왔다. 이런 경험은 죽음의 문턱을 넘나드는 이들에게 정신력의 강인함과 육체의 건강을 회복하는 방법이 불치·난치병의 치유에 중요한 노하우였다고 할 수 있다. 생명을 살리고 건강을 회복하는 방면의 이러한 경륜은 앞으로도 더 많은 이들에게 도움이 될 것이다.

동양의 알프스 영남 산군山群에 의료관광 메카 건설

㈜대명바이오는 그동안의 성과를 바탕으로 새로운 도약을 기약한다.

회사가 입지(立地)하고 있는 대한민국 울산광역시 울주에 수(水) 치유 기반의 대규모 건강 단지를 조성하여 세계적인 의료관광 메카를 만들겠다는 계획이다. 후보지로 첫손가락에 꼽히는 동양의 알프스 영남 산군(山群)뿐만 아니라 아름다운 금수강산 삼천 리가 모두 세계인의 영혼을 사로잡는 심신(心身)의 휴양지로 손색이 없다.

중동의 석유 생산국을 산유국(産油國)으로 부러워한다면, 세계인의 건강을 책임지는 음(-)이온의 '니나 블루골드'를 생산하는 대한민국은 산수국(産水國)이라는 이름을 당당히 내세울 수 있지 않겠는가? 산수국의 미라클 워터 니나수를 세계 각국으로 수출할 뿐 아니라 새로운 한류(韓流)로 자리 잡은 수치유(水治癒)의 메카를 선망하는 세계인들이 몰려온다면 음(-)이온의 미라클 워터는 그야말로 금상첨화의 미래 먹거리가 되고도 남는다.

대한민국의 음(-)이온수는 고부가가치의 메디컬 워터 수출과 수치료 의료관광이라는 두 마리 토끼를 모두 잡는 세계적인 블루오션으로 떠오를 것이며, 경제적 이해를 뛰어넘어 세계인의 건강 유산으로 전파되고 계승되기를 기대한다.

자연 백신 '물'의
기적 같은 효과

● 산자수명山紫水明 금수강산錦繡江山

선조들은 일찍이 우리나라를 산자수명한 금수강산으로 일컬어 왔다. 비단을 수놓은 듯한 강과 산이니 얼마나 아름다우랴. 산의 풍광이 아름다우며 물이 맑고 깨끗하다는 뜻이다. 그만큼 살기 좋은 자연환경이라는 의미인데, 우리가 익숙하게 들어왔던 표현인 산자수명(山紫水明)과 금수강산(錦繡江山)이란 말에는 금방 눈에 띄는 공통 분모가 있다. 바로 산(山)과 물[水]이다. 아름다우며 맑고 깨끗하다는 표현이 그럴싸하더라도 산과 물의 진정한 가치는 감추어져 있다.

산과 물의 진정한 가치는 무엇일까? 겉으로 드러나고 눈으로 볼 수 있는 자명(紫明)과 금수(錦繡)의 아름다움이나 깨끗함이 감추고 있는 생명(生命) 능력이다. 산과 물의 생명 능력으로 우리나라 대한민국의 환경 생태계를 세계에 자랑할 수 있는 것이다. 대명바이오는 동양의 알프스로 알려진 영남 산군(山群)의 경관이 수려하고 청정한 환경에서 지하 암반수로 '니나 블루골드'를 생산하고 있다. 장차 수(水)

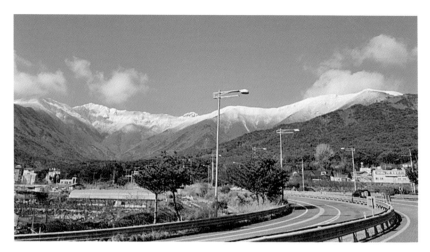
동양의 알프스 영남 산군

치유 기반의 대규모 건강 단지를 조성하여 세계적인 의료관광 메카를 만들겠다는 계획은 이미 피력한 바 있다. 대명바이오가 자리 잡은 영남 산군(山群)은 지구촌에서 수치유(水治癒) 의료관광과 웰니스, 그리고 산수국(産水國)의 중심이 되는 셈이다.

시한부 인생에서 재활하여 활기찬 생활

대명바이오의 자료실에는 '니나 블루골드'를 마시고 건강을 회복한 체험 사례가 차고 넘친다. 대개가 건강에 적신호가 켜졌을 때 소문을 듣고 '니나 수'를 마시기 시작했더니 몸이 좋아지더라는 이야기다. 그런데 이런 체험담이 '뻔한 이야기'로만 들리지 않는 까닭은 암이나 고혈압 등으로 병원에서 시한부 판정을 받았던 사람들이 '니나 블루골드'를 마시고 건강을 회복하여 오랫동안 활기차게 살아가고 있다는 놀라운 사연들도 많이 포함되어 있기 때문이다.

울산광역시 울주군 언양읍에 사는 70대의 오구생 님도 마찬가지다. 췌장암과 담도암 판정을 받고 울산대학병원에 입원하여 암 제거 수술을 받고 치료를 받던 시한부 인생이었는데, '니나 블루골드'를 꾸준히 음용하고 나서 3개월 이후 건강을 회복하기 시작했고, 이후 7년째 활기차게 살아가고 있다. 사진은 병원에 입원해 있을 때의 모습과 대명바이오로 저자를 찾아와 함께 찍은 모습이다.

건강업계의 전문지인 〈의약학신문(ScienceMDnews)〉에 실린 체험기도 놀라움을 안겨준다. 각종 암을 비롯하여 고혈압, 당뇨, 우울증 등으로 시한부 인생을 살아가던 사람들이 '니나 블루골드'를 마시고 개선되거나 회복되었다는 이야기를 실명(實名)으로 게재하도록 동의한 분들의 사연이다. 부산 사상구의 전상재(남), 경남 밀양의 김소선(여), 울산 울주의 이용철(남), 서울 은평구의 강윤성(남), 경북 경주의 손민호(남), 서울 중랑구의 허정애(여), 서울 도봉구의 장미숙(여),

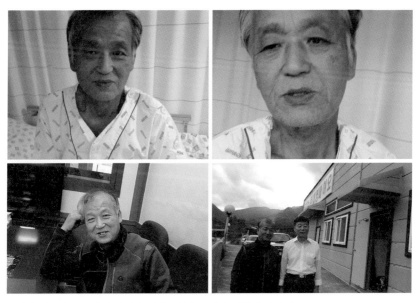

췌장암, 담도암 오구생 씨. 시한부 생명 니나수로 회생, 건강한 삶 유지

찬란한 영혼 위에 세운 물의 신세계 대한민국

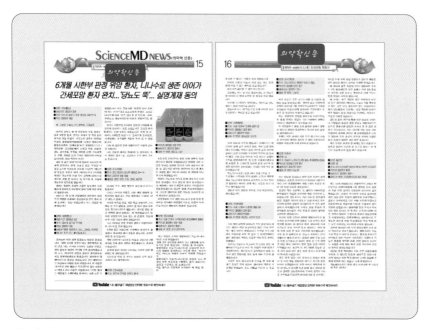

의약학신문(ScienceMDnews)

경남 함안군의 김국진(남), 서울 노원구의 이춘호(남), 경북 경주의 채은영(여) 등 열 분이 '니나 블루골드'를 음용하고 건강을 회복한 사례가 자세히 실려 있다. 이분들의 인터뷰 내용은 '니나 블루골드 체험 영상' 유튜브로도 찾아볼 수 있다고 한다.

동물 임상실험에서도 입증된 음(-)이온수의 효과

국립부경대학교에서 일반수를 공급한 실험군과 '니나 수'를 공급한 실험군으로 나눠 돼지 난소 임상실험을 실시한 바 있다. 돼지의 난소는 사람과도 유사한 특성을 가졌다고 하는데, 출산 기능의 핵심인 난소가 건강한지 어떤지 해부 실험을 통해 비교해 보니 육안(肉眼)으로도 확연히 구별되었다고 한다. 육성돈 해부 실험의 사진에서 왼쪽은

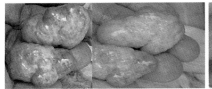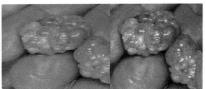

돼지 난소 임상실험

일반수 사육 실험군, 오른쪽은 '니나 수' 사육 실험군의 난소인데, 왼쪽 사진은 오른쪽에 비해 크기가 3~4배 정도 크고, 탄력이 없으며, 부분적으로 검푸르다. 또 팥알 크기의 난소 난종이 볼록볼록 튀어나와 있어 불임 또는 질병의 원인으로 판단되었다. 오른쪽의 '니나 수' 사육 실험군은 왼쪽에 비해 작고 영롱한 난소가 연분홍색으로 전체 색깔이 같아서 깨끗하고 탄력성이 있는 건강한 난소의 모습을 보여준다.

불임의 주요 원인 중 하나로 지목되는 난소 건강에 주목하며, 불임 여성들에게 참고사항이 되길 바란다. 실제로 니나수를 3~6개월간 꾸준히 음용한 후 임신에 성공한 사례들이 증가하고 있어 불임으로 고민

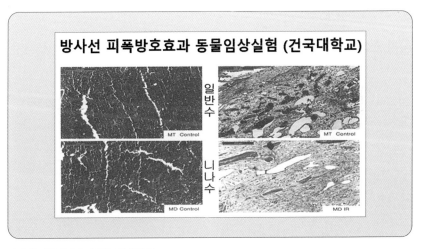

방사선 피폭방호효과 동물임상실험

하는 여성들에게 큰 희망이 되고 있다. 이러한 결과가 정부의 검증을 거쳐 국가 출산정책에 반영되기를 강력히 희망한다.

"검은 고양이든 흰 고양이든 쥐만 잘 잡으면 된다"는 말처럼, 현대의학도 중요하지만 인체의 항상성과 자연의학의 가치를 함께 고려하는 것이 중요하다. 물은 인체 항상성(HOMEOSTASIS)을 유지하는 핵심 요소로, 자연의학의 개념을 잘 담고 있다."

건국대학교에서 방사선 피폭 방호효과를 측정한 동물 임상실험 결과도 있다. 왼쪽은 방사선 조사(照射) 전 정상세포 조직이고, 오른쪽은 조사 후의 조직이다. 오른쪽 위는 일반수를 공급한 실험 쥐의 방사선 조사 후 세포조직인데 손상되어 출혈 상태이고, 오른쪽 아래는 음(-)이온수를 공급한 경우인데 세포조직이 손상되지 않고 출혈이 없는 상태이다.

아토피 근철에 도움이 되는 '니나 수'

사회 문제가 될 만큼 난치성 질환으로 꼽는 아토피는 가려운 데 약을

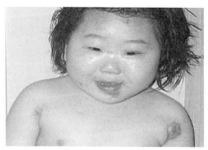
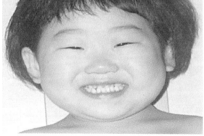

'니나 수'를 마시기 전과 3개월 마신 후

물은 자연백신

바르고 약을 먹거나 항생제 주사를 맞아도 근본적인 치료가 어렵다. 아토피는 간 기능 저하로 발생하는 질병이다. 간이 해독작용을 하는 항산화효소(SOD)를 생산하는 능력이 떨어지므로 아토피가 발행한다. 어린이 아토피는 우선 간 기능이 부실한 상태로 태어나 몸 안에서 항산화효소(SOD) 생산력이 떨어져서 생긴다. 다음은 음식 때문이다. 우유와 식용유는 공기 중의 산소와 접촉하면 산화되어 과산화지질(ex: 백내장, 녹내장 지방)이 발생하는데, 간 기능이 약한 어린들이 우유와 식용유로 튀기는 과자를 마시고 먹으면 항산화효소의 생산능력이 부족하여 과산화지질을 다 분해할 수 없어 아토피가 발생한다. 말하자면 분해되지 못한 과산화지질이 혈관을 타고 피부 각질층에 붙어서 피부 세포의 조직을 파괴하거나 염증을 발생시킨 것이 아토피다. 따라서 아토피 치료는 당연히 부족한 간 기능을 끌어올려 항산화효소를 충분히 생산하도록 해야 가능하다. 온몸에 부스럼 흔적이 있는 왼쪽 사진은 '니나 수'를 마시기 전의 모습이고, 오른쪽 사진은 '니나 수'를 마신 지 3개월 후 표정이 밝아진 모습이다.

반려동물에게도 희소식

반려동물을 가족의 일원으로 받아들이는 문화가 보편화되고 있다. 그런데 실내에서 반려동물을 키우다 보면 대소변 냄새, 피부병과 눈병, 설사병 등의 고민이 생기기도 한다. 음(-)이온수를 먹이면 장내의 유익한 미생물들이 많아지고 활성산소가 감소하여 정상 발효되면서 대변 냄새가 크게 줄어들고 변의 상태도 좋아진다. 반려동물의 피부병도 면역력이 강해지면 없어지고, 음이온수를 뿌리거나 발라주면 피부의 염증이 완화된다. 또한 털도 윤기가 나며 적게 빠진다. 그리고 반려

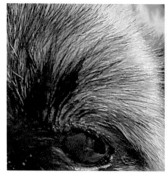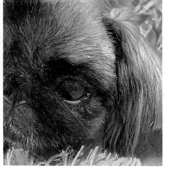

강아지의
녹내장과
치료

동물의 눈병에는 스프레이 공병에 음이온수를 넣어 수시로 뿌리거나 넣어주면 눈에 흐르던 눈물도 나지 않고 눈병이 좋아지며 눈빛이 초롱초롱해진다.

특히 백내장, 녹내장 등의 질병에는 10분 단위로 눈에 스프레이 물을 뿌려주면 1주일 안에 크게 완화된다. 그 이유는 음(-)이온은 강한 천연계면활성제로서 지방을 분해하기 때문이다. 백내장, 녹내장 지방은 과산화 지질지방이며 음(-)이온수가 계면활성작용으로 분해해서 녹아 없어지게 한다. 현대 의학에서 백내장 수술은 가능한데 녹내장 수술은 불가능한 까닭은 녹내장 지방의 경우 눈의 각막에 강하게 침착되어 제거할 수 없기 때문인데, '니나 블루골드'를 뿌려 효과를 보는 경우가 많다.

왼쪽 사진은 80% 녹내장 증상을 보이는 강아지이고, 오른쪽 사진은 10분 간격으로 하루 동안 '니나 수'를 눈에 뿌려준 결과 녹내장이 사라진 강아지 눈이다. 음(-)이온의 물인 '니나 수'의 특성인 계면활성작용으로 녹내장 지방이 분해되어 녹아 흘러내리고 없어진 결과이다.

식물도 반기는 음(-)이온의 바이오 기능수

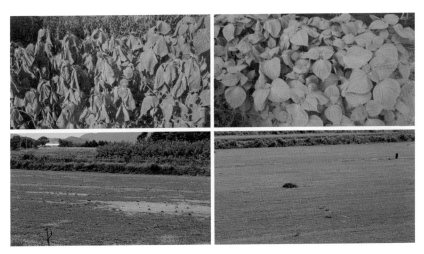

식물도 반기는 음(-)이온의 바이오 기능수

음이온(-)의 바이오 기능수와 '니나 블루골드'가 사람과 동물의 건강
에만 유익한 것이 아니라는 사실은 제시해 놓은 사진만으로도 확인할
수 있다. 왼쪽 위의 사진은 탈수로 말라비틀어진 고사(枯死) 직전의
식물이고, 오른쪽 위의 사진은 수분이 충분하게 공급되어 싱싱하게
자라는 식물이다. 설명할 필요도 없이 생명체를 유지하는 근간이 물
이라는 사실을 잘 보여준다.

　　아래쪽 사진은 물도 어떤 물이냐에 따라 식물에 미치는 영향이 다

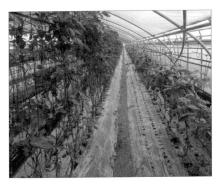

파프리카 재배 하우스

좌 : 바이오기능수 공급
　　파프리카 다년생 수확 가능
우: 일반수 공급 파프리카 1년생 수확

　　　　　찬란한 영혼 위에 세운 물의 신세계 대한민국

르다는 점을 보여준다. 왼쪽 아래 사진은 일반수를 살포하여 관리한 잔디 묘장(苗場)이고, 오른쪽 아래 사진은 바이오 기능수인 '니나 수'를 살포하여 관리한 잔디 묘장이다. 겉으로만 봐도 음(-)이온의 바이오 기능수 효과를 알 수 있다.

별도로 게재된 사진은 파프리카 하우스다. 파프리카 하우스에서 일반수를 이용하여 재배하면 1년생으로 파프리카를 생산하는 수준이지만, 음(-)이온의 바이오 기능수를 이용하여 재배하면 3년 정도의 다년생으로 파프리카를 수확할 수 있다는 놀라운 사례도 있다. 또 고추 농사를 짓는 완도의 농가에서는 탄저병 피해가 많이 줄어들고 고추 수확량이 배로 증가했다는 바이오 기능수 효과가 KBS 뉴스로 보도되기도 하였다.

생명과 건강을 매개로 한 글로벌 봉사

저자가 음(-)이온의 물인 '니나 블루골드'를 활용하여 봉사했던 두

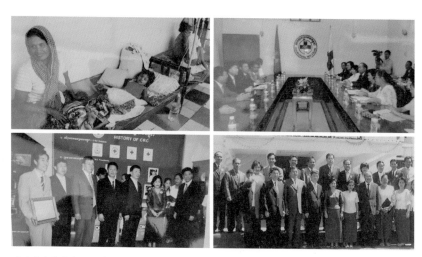

캄보디아에서의 글로벌 봉사

가지 사례가 떠오른다. 2007년 캄보디아에서의 봉사와 경남에서의 한센인 마을 봉사였다. 따지고 보면 그 두 가지 활동으로 2011년 글로벌 봉사 부문의 국무총리상을 받기도 했지만, 당시 한센인 마을 촌장님으로부터 받은 감사패가 국무총리상 못지않은 큰 감동이었음을 밝히고 싶다.

2007년, 저자는 동남아 에이즈 퇴치 총재인 캄보디아 대통령 영부인 분나리 훈센 여사와 정부 수반(국회의장) 지아심 의장, 그리고 에이즈·말라리아·결핵 치료 병원의 의사들이 한자리에 모인 자리에서 '난치·불치 환자들에게 음(-)이온의 물을 마시게 하여 면역체계를 강화하고 항상성(Homeostasis)을 높이는 치유 효과'에 관해 설명했고, 캄보디아의 에이즈 치료 병원 등에 음(-)이온수 생산 대형 시스템을 기증했다. 캄보디아 정부가 적극 나섰던 까닭은 캄보디아 어느 시골 마을의 주민 7~800명이 만성적인 설사병을 앓고 있었는데, 저자가 무상으로 제공한 음(-)이온수 생산 시스템으로 생산한 물을 마시게 한 결과, 설사병을 앓는 주민이 한 명도 없다는 사실을 확인했기

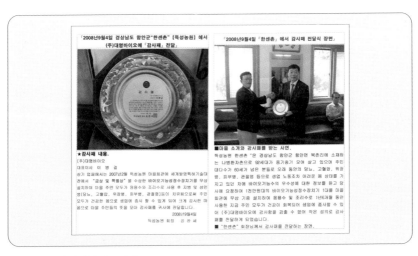

한센인 마을에서 감사패를 받다

찬란한 영혼 위에 세운 물의 신세계 대한민국

때문이다. 이를 계기로 저자는 2009년 생명수로 생명을 살리는 보람 된 일을 세계 곳곳으로 펼쳐 나가기 위해 ㈜대명바이오를 UN기업으로 등록하였다.

면역체계만 바로 세우면 어떠한 질병도 예방할 수 있고 물리칠 수 있다. 2010년 저자는 경상남도에 있는 한센인(나환자) 집단 마을을 방문하여 마을 지도자들을 만났다. 음(-)이온수와 면역체계 강화에 관해 설명하였고, 94세대의 마을 주민 전체가 음용할 수 있는 미니 컨테이너형 음이온 정수 시스템을 생활 음용수로 마실 수 있도록 마을 회관에 시설해 주었다. 6개월이 지나 주민들의 초청으로 방문했더니 표정이 한결 밝아지고 온화해진 주민들을 만날 수 있어서 좋았다. 마을 주민들로부터 음이온수 음용 후 건강해져서 고맙다며 주민들의 뜻을 모은 감사패까지 받았다. 뜻밖에 감사패를 받는 순간, 저자는 눈시울이 젖어 들었고 오히려 저자가 주민들에게 감사했다.

물은 자연백신

생명을 위해 30년

一切唯心造
일체유심조로

새생명복지재단 이사장
송창익

사적 봉사의 목적으로 2000년 새생명재단을 설립, 운영하면서 각계 각층의 사람과 기업인들을 많이 만났습니다. 특히 경제인 모임을 만들어 매월 정기모임을 통해 기업인들의 상호 정보교환과 기업 발전을 도모하고자 행사를 진행해 온 새생명재단은 대한민국이 기술 선진국이라는 사실을 알게 되었습니다.

21세기는 세계가 첨단기술을 내세워 경쟁하는 4차 산업혁명 시대로서 생명과학 역시 4차 산업혁명의 중심 과제 중 하나입니다. 인간이 태어나 건강한 삶을 유지하는 데 있어 물의 역할이 가장 중요하며, 바로 이 생명수를 연구하는 분야가 생명과학이라고 할 수 있습니다.

울산의 생명수 전문기업 ㈜대명바이오 회장 이병걸 씨를 새생명재단의 생명과학 위원장으로 초대하여 임명한 것도 같은 취지입니다. 많은 사람에게 정신적 면역력과 함께 물을 이용한 육체적 면역으로 현대인의 건강한 삶의 이정표를 제시하는 귀감이 되고 있어 새생명재단으로서는 감사하고 소중한 인물이라 생각합니다.

한 중소기업이 대기업이나 의학계조차 어려워하며 가지 않는 사업 중 물과 관련된 건강 사업을 30여 년 동안 일관되게 걸어온 글로벌 발자취가 놀랍고 존경스럽습니다. 한국과 미국을 비롯한 세계를 무대로 여러 대학과 연구기관, 의학계에서 쌓아온 그동안의 많은 임상실험 자료는 인류의 생명을 지켜나가는 소중한 자산이라 생각합니다.

더욱이 특허받은 기술로 생명수 생산을 기반으로 한 물 치료 의료관광의 성지를 개발하고 생명과학단지를 구축하여 세계인들이 건강한 삶을 위해 한국 방문을 선망하는 '음(-)이온수의 블루오션 시대'를 만들겠다는 이병걸 회장의 모습이 너무 좋아 보이고 자랑스럽습니다. 하나밖에 없는 소중한 생명을 위해 대명바이오의 '니나 블루골드' 미라클 음(-)이온 워터가 인류 건강에 이바지하기를 기원합니다.

일체유심조(一切唯心造)의 진리대로, 만사가 마음먹기에 달렸다는 말 그대로 지금까지 30년 노력이 앞으로 활짝 꽃피우기를 기원하며 이병걸 회장의 저서 출간을 진심으로 축하드립니다.

물은 자연백신

이채익

19·20·21대 국회의원
한국해운조합이사장

니나 블루골드 깜짝 놀라게 하던 국경을 넘는 평판에

『물은 자연 백신』의 출간을 진심으로 축하드립니다.

벌써 13년이나 지난 일이군요. 울산 남구청장의 임기를 마친 후, 다소 여유가 있어서 저자인 대명바이오 이병걸 대표와 함께 중국 산둥성[山東省] 칭따오시[靑島市]를 방문한 적이 있습니다.

그때 청도시장과 식사하는 자리를 가졌는데, 이병걸 대표와 한국과 중국을 오가는 유람선 회사의 왕(王) 회장도 기업인으로 합석하게 되었습니다. 여러 가지 화제가 오가는 식사 중에 대명바이오의 '니나 블루골드' 이야기가 나와서 조금 놀랐습니다.

대륙이라는 이름에 비해 중국의 마시는 물 사정은 썩 좋지 못해서 그런지, 대명바이오가 생산하는 바이오 기능수와 먹는 물 '니나 블루골드'에 대한 중국인들의 호평은 상당히 뜻밖이었습니다.

어쨌거나 물 칭찬에 침이 마르는 중국인들의 모습을 보고, 대명바이오의 '니나 블루골드'에 대해 새삼스럽게 깊은 관심을 가지게 되었으며, 그 이후 의정활동으로 바쁜 와중에도 약진하는 대명바이오의 성장 소식은 종종 전해 들었습니다.

당시 중국의 여러 성을 방문하며 고위 공직자들과 만나는 자리에서도 대명바이오에서 생산하는 물에 대한 긍정적인 평가를 여러 번 들었습니다. 그러면서 물의 중요성을 새삼 깨닫게 되었고, 단순한 건강 분야에서의 관심뿐만 아니라 산업적인 발전 가능성까지 점쳐져 무척 흥미로웠습니다.

2013년에는 음(-)이온의 '니나 수' 임상실험을 통해 물이 면역력의 증진에 결정적인 역할을 할 수 있다는 사실을 알게 되었고, 가축의 역병인 구제역 바이러스의 예방에 도움이 될 수 있다는 사실을 알고 당시 농림부 장관에게 대명바이오의 바이오 기능수를 추천하기도 했습니다.

사람들은 물을 그저 물로만 생각하는 경우가 보통입니다. 그런데 '니나 블루골드'를 통해 물의 가치에 대해 알고 난 후로는 바쁜 의정활동 중에도 남달리 물을 잘 챙겨 마시는 습관에 익숙해졌고, 그 덕분인지 국회의원으로 활동했던 12년 동안 건강하게 지낼 수 있었습니다.

오직 외길로 물을 연구하고 생산하는 일에 30년 동안 매달려 온 이병걸 대표의 열정은 남들이 쉽게 도전하거나 흉내 내기 어려울 듯합니다. 더욱이 사람의 생명을 살리고, 농·수·축산의 생산성을 높이는 일에 헌신하는 데 대해 깊은 찬사를 보냅니다.

『물은 자연 백신』의 출간을 다시 한번 축하드리며, 무궁한 발전을 기원합니다.

주한 베트남 전(前) 대사
반VAN

한국에 베트남 대사로 주재했던 반(VAN)입니다.

2018년 '니나 수'를 생산하는 ㈜대명바이오 이병걸 대표이사 초청으로 베트남 전 농림부 차관과 함께 한국의 전라남도 완도군청을 방문하여 농업기술센터 소장으로부터 농업 발전과 바이오 기능수의 중요성에 대한 설명을 들을 수 있었습니다.

완도군은 청정지역 특성상 친환경 중심 사업으로 대명바이오가 공급하는 바이오 기능수를 농·축·수산 분야에 '자연 그대로' 활용하여 비파, 유자, 포도, 딸기, 고추 등 각종 농작물의 병충해 감소 효과는 물론 송아지를 비롯한 가축의 설사병과 폐사가 극감(極減)하고 농·축산물이 우수한 품질로 생산된다는 농업기술연구소 소장의 설명을 들었으며, 한국의 국영 KBS 방송에서 뉴스로 방영된 내용도 확인할 수 있었습니다.

농업기술연구소 공무원의 안내로 농·축산업 현장을 직접 방문하여 바이오 기능수가 농업과 축산업에 미치는 특별한 가치와 결과에 대한 주민들의 진솔한 설명도 생생하게 들을 수 있었습니다.

이어서 경상남도 김해시 대단지 비닐하우스 딸기농장을 방문하여 바이오 기능수로 고품질 딸기와 방울토마토를 재배하는 현장에서 대명 바이오 기능수의 우수성에 대한 설명도 잘 듣고 딸기를 먹어보니 당도가 높고 맛이 참 좋았습니다.

울산광역시 울주군 젖소 농가를 방문했을 때는 젖소의 외모만 보아도 젖소가 건강하다는 사실을 한눈에 알 수 있었고, 바이오 기능수에 대한 젖소 농장 사장의 설명을 들을 수 있었습니다. 우유를 생산할 때 우유의 체세포수가 가장 큰 문제인데 바이오 기능수 공급 전과 공급 후를 비교한 결과 체세포가 많이 감소했다는 것입니다.

아울러 1등급 우유의 생산과 함께 우유의 생산량도 증가했다는 설명과, 특히 여름철 더위에는 젖소의 우유생산량이 감소하는데 바이오 기능수 공급으로 매일 1마리당 2리터의 우유 생산이 증가하여 바이오 기능수 공급으로 인해 경제성이 높아졌다는 설명이 매우 경이로웠습니다. 베트남 국민은 육고기보다 우유를 많이 선호하기 때문에 이 부분이 특별히 관심이 많았습니다.

㈜대명바이오의 안내로 산학 협약을 체결한 한국의 부산 국립부경대학교에서 임상실험을 진행하는 수산 생명의학과 담당 교수를 만나 바이오 기능수가 생명체 면역력 향상에 크게 영향을 미치는 데 대한 우수성과 여러 병리 의학적 임상실험 결과에 대한 설명을 들을 수

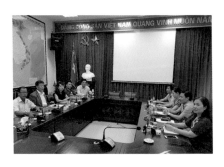

대명바이오와
베트남 중앙정부 농림부가 함께한
농·축·수산 발전 세미나

있어서 바이오 기능수에 대한 이해와 확신을 가질 수 있었습니다.

바이오 기능수를 생산하는 이병걸 대표이사의 물과 생명에 관련된 30년 이상의 노력에 대해서도 들었습니다. 오랜 세월 미국과 한국의 여러 대학과 연구기관, 의학계와 연결하여 바이오 기능수가 생명체 건강 유지에 우수하다는 임상실험과 실질적인 체험등 글로벌 비즈니스 활동과 더불어 봉사하고 헌신하는 노력에 큰 감명을 받았습니다.

이병걸 사장의 제안을 받고 바이오 기능수를 베트남 농·축산업에 접목하고자 베트남 중앙정부 관련 부서에 설명하여 우선 공감을 얻은 다음 젖소, 돼지 등 여러 농장에 약 3년간 시범 적용한 결과, 한국과 같이 질병이 감소하고 품질이 우수한 생산 결과가 나와서 베트남 내의 관련 사업 농가 발전과 한국 바이오 기능수 회사의 발전에 도움이 될 수 있도록 도와드리고 있습니다.

물이 동식물의 건강에 좋다는 사실로 미루어 당연히 사람의 건강에도 좋다고 생각됩니다. 바이오 기능수를 생산하는 한국의 대명바이오에서 사람들이 먹는 물도 대량 생산한다는 사실을 알고 있습니다. 많은 사람이 대명바이오의 먹는 물 도움을 받아 건강을 지키기를 바라는 마음입니다.

끝으로 한국의 대명바이오 회사가 생명의 근원인 물로써 오랫동안 사람과 동식물의 생명 유지와 건강을 위해 남달리 선진적인 일을 해온 역사에 찬사를 보내며 많은 발전이 있길 바랍니다.

한국에서 9년 동안 베트남 부대사와 대사로 근무하며 한국말을 하고 한글로 글을 쓰는 데에도 익숙해서 직접 쓰게 되었습니다.

- 2023년 9월

책까지 썼어요

생명수 이야기 듣고

여성친화의

일본 작가 『좋은 물과 체내 순환』 출간

야마모토 치히로

먼저 오랜 세월 동안 생명수로 생명과 건강을 지키는 한국의 ㈜대명바이오 대표이사님의 저서 출판을 축하드립니다.

건강은 아무리 강조해도 지나치지 않습니다. 우리에게 건강만큼 큰 자산은 없습니다. 일본인의 한 사람으로서 평생을 사람의 건강을 위한 일에 전념해 왔으며, 많은 보람을 느끼고 있습니다.

2011년 도쿄 국제박람회 행사에서 한국의 ㈜대명바이오를 만나게 되었습니다. 생명수를 전문으로 연구·개발·생산하는 기업으로 다른 물 전문 업체와는 달리 물에 관한 학계 및 의학계의 임상실험 자료를 많이 보유한 회사였습니다.

회사대표 이병걸 씨와의 상담에서 물이 다이어트, 피부미용, 그리고 면역력 향상으로 여성 질환 등에 좋은 영향을 미친다는 설명과 함께 권유하는 물을 몇 잔 마셔보았습니다. 권하는 대명바이오의 물을 마실 때 일반 물과 달리 거부감이나 포만감이 전혀 없고 청량감도 좋아서 건강 관련 체험을 희망한다고 대명바이오 대표님께 말씀드렸더니 일본인데도 특허 등록된 기능성 정수기를 집에다 설치해 주셨습니다.

식수로 항상 마셨고 음식을 조리할 때도 사용했더니 음식의 맛과 신선도가 좋았으며, 특히 물이 건강에 미치는 효과를 직접 체험으로 느낄 수 있어서 너무 감사했습니다. 말하자면 여성 친화의 생명수라는 말이 잘 어울린다고 하겠습니다.

도쿄의 국제박람회에서 만난 다음, '물'이라는 공동 관심사를 염두에 두고 한국을 방문하기도 했습니다. 물이 인체 건강에 미치는 역할에 대해 알아보고자 ㈜대명바이오와 산학 협약으로 임상실험을 진행 중인 국립부경대학교 수산생명학과를 찾아갔습니다. ㈜대명바이오에서 생산하는 물이 사람과 동물, 식물의 생명체 건강에 좋은 영향을 미치는 사실을 허민도 교수님의 설명과 임상실험 자료를 통해 충분히 보고 들을 수 있었습니다. 또 대명바이오 이병걸 대표님으로부터 상당 기간 건강을 잃었던 분들이 물을 음용하고 건강을 되찾은 많은 실증 체험 사례도 보고 들을 수 있었습니다.

평소에도 물에 대한 관심이 많았던 필자는 이병걸 대표님과의 만남을 계기로 물을 새롭게 공부하여 지식을 축적했고 처음으로 물과 건강에 관련된 책을 일본에서 쓸 수 있었습니다. 책 제목은 『좋은 물

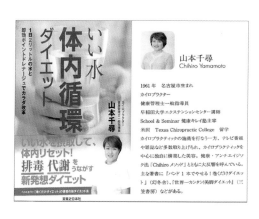

작가 야마모토 치히로와
그의 저서 『좋은 물과 체내 순환』

찬란한 영혼 위에 세운 물의 신세계 대한민국

과 체내 순환』이고 내용은 '만성 탈수 예방이 혈액순환과 건강에 미치는 영향이 크다.'라는 부분이 주된 내용입니다.

건강과 관련해서 여러 번 책을 썼는데, ㈜대명바이오의 이병걸 대표님을 만나 물이 인체의 혈액순환과 건강에 미치는 영향에 관해 쓴 『좋은 물과 체내 순환』이 가장 흥미가 있고 보람 있다고 생각합니다.

세계보건기구(WHO)는 인류의 사망원인 85%가 만성질병이고, 그 이유가 대부분 만성 탈수라고 합니다. 2002년 WHO의 통계발표가 시사하는 바가 크다고 생각합니다. ㈜대명바이오 기능성 정수장치로 생산되는 물은 인체가 좋아해서 물을 충분히 마실 수 있도록 도와주기 때문에 만성 탈수 생활을 개선하고 예방할 수 있어서 인류의 건강에 적지 않은 도움을 줄 수 있다고 확신합니다.

한국의 ㈜대명바이오는 바이오 기능수와 음(-)이온의 '니나 블루골드'라는 브랜드를 통해 인류의 건강한 삶에 이로움을 주는 생명과학 기업입니다. 세상 사람들에게 생명수로 널리 사랑받고, 항상 새로운 도전으로 인류의 미래를 행복하게 만들어 무궁한 성장과 발전을 기대합니다.

재미在美 여성경제인 총연합회 회장
그레이스 한

행복한 삶
함께 찾아온
기적의 물과

미국 이민의 삶이 눈앞에 어언 팔십(80)객이 되었다. 짧고도 긴 세월 동안 자랑할 거리는 별로 없으나, 나름대로 자부심을 가질 수 있는 선택은 있었다.

바로 조국 대한민국의 대명바이오 기능성 물 '니나 수'를 믿고 선택했던 일을 일생 가장 잘했다고 여기는 선택의 하나로 손꼽는다.

2006년 가을에 내가 살고 있는 로스앤젤레스(LA)에서 저자 이병걸 회장을 만났고, 그의 설명을 듣고 처음으로 물과 생명에 대한 신뢰와 지식을 갖게 되었다. 그해 미국 피츠버그 '세계 발명 특허 기술대전'에서 이병걸 회장이 운영하는 대명바이오의 기능성 정수 시스템은 생명과학 부문 금상(金賞)과 특별상을 받았다.

물과 관련하여 세계적으로 유명하다는 내로라하는 회사들이 앞다투어 출품했던 세계 최고의 특허 기술대전인 미국 피츠버그 대회에서 대한민국 기업이 발명 특허로 금상과 특별상을 획득했으니, 얼마나 자랑스럽고 기뻤는지 모른다. 발명 특허로 수상한 기능성 정수 시스템으로 생산한 물 '니나 수'를 마시게 된 인연의 출발이다.

이후 저자의 배려로 나는 음(-)이온의 기능성 물인 '니나 수'를 접하게 되었고, '니나 수' 음용(飮用) 습관과 더불어 많은 변화를 체험했다. 50대부터 소위 갱년기 장애와 함께 당뇨가 시작되어 가슴이 막히듯 숨쉬기도 편치 않았다. 심장내과에 가서 알게 된 원인은 심장판막증이라는 병명이었다.

한꺼번에 건강이 악화하여 산다는 것이 너무 힘들었던 상황에서, 신뢰할 만한 설명에 따라 물을 꾸준히 마시고, 외출할 때도 물병을 챙겨 한 치의 소홀함도 없이 시키는 대로 실천에 옮겼다. 그 결과는 놀랍고 신기했다. 매달 심장내과에 가서 여러 검사를 했더니 결과는 기대 이상이었다. 심장판막이 더 나빠지지 않을 뿐 아니라 호전되어 일상생활에 불편함을 주지 않을 정도로 좋다는 것이다.

특히 당뇨(糖尿) 때문에 오래도록 인슐린 주사도 맞고 약도 복용하는데, 무엇보다 합병증이 없었다. 3개월마다 재는 혈당검사(AIC) 수치가 6.8이었고, 조금 부주의로 섭취하는 음식이 좋지 않았을 때는 AIC가 8.9까지 올라가기도 했지만, '니나 수' 효과라고 할 수밖에 없었다. 오랜 당뇨는 인슐린과 약을 써도 합병증 발병으로 위험한데, 20년이나 된 당뇨병임에도 지금껏 합병증이 없으니, 병원에서도 매우 신기해하고, 나로서도 '니나 수'에 대해 얼마나 감사한 일인지 모른다.

물의 선택이 결혼보다 더 중요하다고 생각하게 된 것은 순전히 '니나 수' 덕분이다. 물이 건강을 지켜주는 파수꾼 역할을 해주기에 내가 '니나 수'를 신앙처럼 믿고 있다는 뜻이기도 하다.

여성들은 아름다움을 추구하고 늙는 것을 피하고 싶어 하게 마련이다. 얼굴을 마주하여 만나는 친구들은 내게 보톡스 맞느냐며 얼굴에 주름이 없다고 솔직히 말하라며 야단인데, '니나 수'를 열심히 마시는 것 외에 결코 보톡스를 맞아본 일이 없다. 젊은 시절부터 지금까지 건강하게 열심히 살고 있다는 사실에 감사하고 만족하는 나에게 '니나 수'는 하나의 축복이었다.

세계 제일의 미국 대회에서 발명왕의 금상과 특별상을 획득하여 지금까지 나의 거짓 없는 현실과 건강한 삶에 금상첨화의 변화를 갖게 해준 대명바이오의 '니나 수'가 내 인생에서도 금상이요 특별상이라는 말과 함께 고국의 여러분께 나의 명예를 걸고 추천하고 싶다.

세계 제일의 물로 우리 모두에게 삶의 윤택함을 주고 보배보다 귀한 건강을 지켜주는 지킴이, 나는 이 소중한 보물을 한 울타리가 된 세계만방의 지구촌에 추천하고 싶다. 『물은 자연 백신』의 출간을 축하드리며, 이 책이 인류의 건강과 생명을 지키는 초석이 되기를 기대한다.

그리이스 한(Grace Han)은 현재 미 공화당 대표위원으로 트럼프 대통령 경제 고문을 역임했으며, 세계한상대회 운영위원과 고문을 역임하기도 했다.